産業医・産業保健の発展のために

―基本概念の考究と自己の信念の樹立を通じて―

産業医科大学 名誉教授・元学長

大久保 利晃 著

はじめに

　私は、土屋健三郎初代学長からの招請に応じ、1983年4月に産業医科大学に赴任した。医学部第1期生が翌年には卒業し、「卒業後は専属産業医として就職」という、目的大学としての一大事業が開幕する時期であった。

　私の大学での任務は、医学部教育だけでは産業医の基礎を学ぶには不十分だとして、最低限の卒後教育コースを「なんとしても1年以内」に発足させるという、今考えてもありえない事業を立ち上げることであった。

　それ以来、産業医科大学退職までの22年間、産業医の卒後教育や専門医の資格認定制度創設に携わることになった。その対象は、産業医科大学卒業生から始まり、日本医師会の産業医研修・認定制度、全国の医学部卒業生を対象にした産業医学卒後教育・研修制度まで、次々と広がることとなった。

　今から30年前くらいから、このような経験を通じて学んだことを、できるだけわかりやすい解説文章にして研究室内部のニュースレターに掲載し始めた。毎年増える研修医や大学院生などに、産業医制度やその将来像などをできるだけわかりやすく伝えようとしたのである。ところが、気がついたときには研究室以外の人たちの間に読者が広がっていた。「OHOHニュース」は、そのような経緯で、わが教室のニュースレターをもとに産業生態科学研究所の有志がつくりあげたものだ。現在も月1回の発行は続いており、通算で350号に達している。

本書に載せた原稿は、大部分がこれらの文章を集めて編集したもので、主要な原文は1990年から2010年くらいにかけて書かれたものであるが、今回、その後の法改正に合わせて書き変え、本書の内容に合わせて順序を整えたものである。

　この作業の間にコロナ禍があり、誰も予想しなかった「コロナとの共存」と言われる社会変革が生じ、リモートワークが定着するような世の中が誕生した。大手企業では、いまでも日々出社する社員は4割程度ということで、働き方が大変革してしまったのである。

　産業保健の形は、このように、社会の動向に合わせて常に変化しており、産業医をはじめとする担当者は、これに柔軟に対応しなければならない。しかし、産業保健を支える基本概念は不変であり、産業医はこれを学び、自らの信念を樹立しなければならない。そして、ときには勇気ある改革を提言し、自ら実行の先頭に立たなければならない。本書がそのような普遍的な産業保健の考え方を確立するための一助となれば幸いである。

2023年9月

産業医科大学 名誉教授・元学長

大久保 利晃

も く じ

I 産業医・産業保健とは何か

II 産業医・産業保健に期待される役割

一般社会から見た産業保健　61

小規模事業場の産業保健　72

地域を基盤とした産業保健センター　85

労働者の生涯を通じた産業保健　97

産業医の判断　109

産業保健を支える専門家たち　155

1

産業医・産業保健とは何か

産業医の生涯とキャリア形成

　最初からいきなり産業医の生涯と聞きビックリする人がいるかも
しれない。産業医制度は、教育研修と資格制度がどうやらうまく動
きだしたばかりで、専門家としての一生を語るほどの成熟分野には
なっていない。だから、これまでこの話題を本気で考えたことのあ
る人はほとんどいないはずである。話の順序としても、産業医の育
成制度を紹介してからでないとおかしい気もする。だからビックリ
するのが当然とも言えるが、産業医の育成やその後の習熟過程につ
いては次項以降、順次話題にさせていただく予定なので、それを
もってここのところはご容赦いただきたい。

1. かつては医師の状態名にすぎなかった産業医

　「産業医」という語が、1972年の改正労働安全衛生法で導入され
たことは表1に示すとおりである。それまでは、旧工場法の省令に
言う「工場医」や戦争直後に制定された労働基準法に基づく（旧）労
働安全衛生規則（第11条）の「医師である衛生管理者」であった。こ
の「医師である衛生管理者」は、使用者に選任義務が課せられ、1

表1　産業医制度の経緯

工場法	1915年　施行 1938年　工場医の法制化
労働基準法	1947年　施行。医師である衛生管理者、事業場単位で労働者数50人以上で選任義務
労働安全衛生法	1972年　施行。安衛法13条、産業医の名称が誕生、労働者数50人以上の事業場は不変、1,000人以上は専属、3,000人以上では2人以上 1996年　指定された教育の研修修了

か所の事業場で労働者数が50人以上の事業場では選任義務が生じ、1,000人以上になると専属契約が義務づけられ、今に続いていることはご承知のとおりである。ただ、選任の資格要件は決められなかったのみならず、選任届は要求されても現状報告や解任届の制度もなかったので、「産業医」は資格というよりは産業医として選任されている医師の状態名にすぎず、とても本項の話題である生涯をうんぬんするようなものではなかった。その後1996年にも法改正が行われ、そこで産業医への選任に一定の研修修了が要件になり、資格制度にようやく一歩近づいたのが産業医制度の現状である。

　わが国では、戦争直後の軍医帰り産業医は例外として、医学部卒業後10年以内程度の若いときから産業医になるということは、1978年に産業医科大学が創設されるまでほとんどなかった。

　それまでの産業医は、他の診療科の医師が関係者からの依頼やその他の事情で産業医業務につくのが一般的であった。ということは、産業医になるまでは産業医学にはまったく無縁の仕事についていた人が、ある日突然産業医になるわけで、専門性はほとんどゼロに近い状態で産業医の業務を始めていたと推察され、産業医を受託して2〜3年は、最低限法定業務をこなすのが精いっぱいというのが実情だったはずである。

　一方、産業医科大学が開設されたころの産業医の実態は、高齢化が進み、後継者対策が話題になりつつも具体的な解決策のないまま年月だけが経過するという状態であった。そのため、産業医の選任義務があってもなり手のいない、法違反の状況も少なくなかった。そういう状況で開設された産業医科大学では、開学以来「とにかく学生は卒業したら産業医になれ」というのが至上命令であった。そのため、優秀で素直な卒業生は、卒業直後に専属産業医として就職することとなった。しかし、卒後すぐに就職した卒業生は、産業医になった後ほとんど例外なく3年程度で憂鬱病にかかるという試練を受けた。

　産業医科大学といえども、卒前教育課程はほかの医学部と変わりはない。つまり卒業直後から産業医になるということは、産業医としての教育はほとんど受けずに事業所へ就職することになり、産業医としての専門性はあまり改善されない状態だった。というよりは、臨床経験を積んでいない分、医師としての総合力はむしろ低い状態だったかもしれない。そもそも健康な人の集団である事業所からそんなに多くの患者が発生するわけはない。したがって産業医が医師としては普通の行動である「診療所で白衣を着て患者を待つ」という働き方をすれば、暇な職場になってしまう。普通の医師としての専門性以外を教わっていない卒業生にとって、結局「何をすればよいのかわからない」という状態に陥り、将来展望がわからなくなるという「憂鬱病」にかかったのである。

2. キャリア形成の重要性

　どんな専門職でも、それが高度な専門職であればあるほど、一生のキャリア形成過程が確立されることが、その専門職社会の自律的発展のためにとても重要なことなのだ。それが見えてこない限り、多数の学生が競って目指すような専門職にはなりえないのである。なぜそれほどまでにキャリアが大切か、実例を引いて説明しよう。

　現行法規で専属産業医の選任が必要な労働者数1,000人規模の事業場で勤務する例を考えてみよう。この規模の産業医は当然単独勤務である。モティベーションが高い医師がそこの産業医になったとすれば、自然と計画的なサービス提供方式の整備に着手し、5年もしたら総合的な産業保健の仕組みはだいたいできあがるだろう。こうなれば、「今までの先生とは違う」と、努力の成果も認められ、それなりに達成感が味わえるかもしれない。

　しかし、たとえそんなに運の良い産業医であっても、そのうちにだんだんマンネリ化して、楽なやり方を選ぶようになる可能性が高い。なんといっても、競争相手はいないし、一度作り上げたシステ

ムはすぐには変えるわけにはいかない。

　それに、産業医という職種では、どんなに成果を上げてもある程度以上に偉くなれるわけでもない。それでも手を抜かずに長期間頑張り続けられる人もいるかもしれないが、おそらく少数派だろう。多くは、医学部同期と比較し、社会的地位が得られないことへの焦りや業務へのマンネリを感じて、迷路にはまってしまうだろう。もし、専門職としての最終目標があれば、そこへ至る道も自ずと求めることが可能なはずである。これがキャリア形成の重要性である。その過程において、社会的貢献度の大きさに比例しての達成感も得られるであろうし、それはきっと、社会的地位などから得られる以上のものになるだろう。社会的地位や報酬は、しかるべき最終目標を持ったキャリア形成の後からついてくるのである。

　だから、一企業（あるいは産業医の人事管理が及ぶ単位）ごとに数人以上の産業医が勤務する大企業は別として、若いときに単独勤務の場所に専属産業医として就職させ、そこで一生の全キャリアを過ごせばよいというのはあまりにも単純な考え方だとわかる。誤解しないでほしいが、今単独で張り切って活躍している産業医の活動に水を差すつもりでは毛頭ない。そうではなくて、今回の話題でキャリア形成の大切さを一般論として言いたいのである。この場合の一般論は、あくまで平均プラスマイナス2標準偏差の範囲に入る人を想定しているわけで、それ以外に特色ある経路や環境でも高い評価を受ける人は当然ありうるし、またそうでなければ人生は面白くない。

3. 産業医にとっての最終目標とは

　それでは、産業医の最終目標としてどんな姿があるだろうか。まず考えられるのは、大企業の産業医が産業医部門のトップになることである。これは今までにもその地位に到達した人は多数いるし、すでに役員になっている産業医もいるので最もわかりやすい。ただ

役員になった場合、おそらく産業医部門だけの担当ということは考えにくいので、産業医としての職位は辞めなければならないかもしれない。また、全員がこのような職位につくことは無理なので、同世代の産業医はその下につくか、途中で他に移ることになる。このあたりのことを考え、私はかつて、多数の分散型小規模事業場を持つ企業や、構内下請けの小規模事業場を多数持つところなどに、総括産業医をおくことを提言した。このポストは専属産業医にとってキャリア形成の目標の一つになるだろう。

　後述する労働衛生機関（「小規模事業場の産業保健　9.企業外労働衛生機関」80ページ）の産業医にとって、すでにその機関の経営責任者に到達した人は少なくない。今後もこの可能性が最も多いのではないかと想像する。ただ、今までは労働衛生機関の医師不足が深刻であったから、トップになった後も産業医業務を続けざるをえず、あまり実質的な差がないことが多かった。しかし経営者になるということは、理論的には専門職である産業医は続けられないのではないかと考えている。したがって、産業保健部門の指導的な立場に立つべき、別人格の責任者の重要性も考慮すべきではないだろうか。これは、大学に理事長と学長がいるのに似ていると考えればよい。もっとも、古い私立大学では学長が理事長を兼ねているところもあり、プレイイングマネージャーの可能性については別途考えてみたい。

　次に、産業医として独立することが考えられる。この場合は、企業外で嘱託としての立場で産業医を受託するわけで、弁護士のように個人の能力が認められ、その名がある程度広まらないと成り立たないだろう。それでもすでに多くの産業医が専属としての経験を積んだ後独立している。このような専門家は経歴が長くなると、次第に固定した担当企業を持つ産業医から、担当企業を持たないコンサルタント的な方向へ発展することも考えられる。また、将来的にはコンサルタント業務の範疇にマネジメントシステムの外部監査機構としての業務が加わることも予想される。この場合、今後は特に外

国の法制度や国際的な規約や基準に通じていることが要求されると考えられるので、それに見合う経験の重要性が増加するだろう。これらについては「外部産業保健専門家」(141ページ) で詳述する。

　後継者の指導もまた産業医の重要な責務である。産業医科大学の設置目的が産業医の養成となっているのは前述のとおりである。しかし、日本全国の産業医サービスの需要を考えると、たとえ同大学の卒業生全員が産業医として生涯にわたり活躍したとしても、私の試算では、定常状態で全需要の6分の1をまかなうにも達しない。ましてや産業医学の教育研究者や他の専門領域に移る人も必要なことを考えると、卒業生自らが産業医として活躍するだけでは産業医科大学の使命が果たせたとは言えないわけである。

　もし産業医科大学以外の他学出身者に産業医としての能力を付与できれば、1人の卒業生が自ら産業医になる場合に比べると、数のうえで10倍にも100倍にもなるわけである。したがって、少なくとも10年以上の十分な経験を持つ産業医が、卒前、卒後を含め、全国レベルで産業医学教育者としての役割を果たすことも重要な任務だと言える。

　産業医学研究者はもちろん必要である。この場合、産業医学でも基礎医学的な研究は、全国医科大学大学院等の教育訓練を経て従事するほうが、多様な研究課題をこなすうえでも有利だし、業績も上げやすいであろう。しかし、産業保健活動の展開方法に関わる実践的な研究は、実務を知らないとできないことが多い。マネジメントシステム構築に関係する手法の開発や、産業保健ニーズの把握、教育方法、教材開発、経済効果など活動評価に関する研究などがこれに該当する分野であり、なかにはすでに軌道に乗っている課題も少なくない。

　国際協力など、まだまだ専門的産業医が目指すべき道はたくさんある。次の問題は、これらのキャリアへ進む割合である。本来、成熟分野の専門性形成過程には市場原理が働き、自然のバランスが

保たれるべきものである。しかし、産業医の世界はまだ未熟であり、今後数十年は、修学資金や奨学金などの政策誘導や大学の養成計画などによって、試行錯誤が繰り返されることになるだろう。現在産業医としてのキャリアを歩みつつある人たちは、いずれにしても将来不可欠な人材になるべき道を歩んでいることを自覚すると同時に、人の行かないところへ行き、産業医学の普及という課題に向けて、広い視野を持って進んでほしいものだ。

4. どのようにしてキャリアを積んでいくか

　医学部卒業後の標準的な産業医キャリアを考えるとなると、最初の入り口はやはり産業医科大学に設置されたような卒後修練課程であり、その目標は日本産業衛生学会の専門医認定である。この制度は他の臨床系学会の大部分が加盟している専門医認定制協議会加盟学会の修練・認定や、アメリカやイギリスの専門医制度ともほぼ同レベルにあり、今後世界標準ができても大体このレベルで通じるはずである。日本産業衛生学会の専門医試験は他の学会に比べて難しいと言われているが、それでもこれが専門家としての登竜門であり、まずはこれをクリアしなければならない。

　産業医学に関する専門知識、特に特定分野の学術的な経歴を積むかどうかも大きな選択肢であろう。実践的な産業医にとって特定領域の専門知識は必ずしもすべてが必要ではないし、一生学問を続けるのでなければ、獲得した知識自体はすぐに時代遅れになってしまう。しかし、特定のテーマの研究経験を有することは、異なる分野でも関連情報の収集・評価や課題解決にその経験が必ず役立つという意味では有意義なことである。このキャリアの具体的な目標は学位取得であるが、この場合、必ずしも従来の医学博士だけを限定的に考えるのではなく、産業保健学修士課程など関連専門分野にもすそ野が広がることが期待される。

　もちろん、臨床的な診断・治療技術も重要である。ただし、現時

点までの多くの診療技術は、疾病を対象に構築された技術体系である。最低限必要な技術の修得は避けて通れないが、それ以上いくら時間をかけてもその道の専門医レベルには到達できないし、生半可な技術を振り回すことはかえって弊害を生ずる危険性さえある。今後産業医が産業保健分野の専門家として独自の専門領域を確立していく過程では、健康者を前提にした、産業医にしかできない技術を確立することのほうが重要である。これは急を要することであるが、今はほとんど存在しないことなので、この点についての修練のあり方は将来に譲る以外はない。

　キャリアをどういう順序で積んでいくかについては、それぞれの考え、時の運、直前までの経歴などによって様々であってよい。しかし、現在のところ上記のすべてのキャリア形成に必要な経歴を積むにあたって、適当な勤務先・所属先や経済的支援の制度のないものが少なくない。臨床医の場合には、各種の病院があり、大部分のキャリアはそのどこかで過ごすことになる。産業医の場合は、現在のところ大企業、労働衛生機関か大学しか所属するところがないのが実情で、この状態で研究や教育のキャリアを考えろというのは多少無理があるかもしれない。それでも、あえてここに取り上げたのは、個々人による「キャリアを積む」という意識なくしては産業医としての一生を全うできないと思うからであり、その意識こそが未来の産業保健に向かって大きく羽ばたく原動力になると信じるからである。

産業医の専門性とは

1. 産業医とはそもそも何か

　私は産業医の専門性の問題に、自らの研究課題として取り組んできたわけではない。40歳を過ぎたころに産業医科大学へ奉職する機会があり、大学の使命である産業医養成に深く関わることになってから、この問題を考えざるをえなくなったのである。

　産業医科大学では、他の2つの目的大学（自治医科大学、防衛医科大学校）と同じように、学生に修学資金を貸与し、卒業後一定期間産業医として勤務した場合に返還免除することにより、産業医勤務者を増やそうとした。社会的に見て、通常、このような仕組みは自然に受け入れられるものだと思う。しかし、当事者である産業医科大学の学生の状況は、そう簡単ではなかった。もちろん学生も個人単位で見れば入学目的はそれぞれ違うし、おかれた環境条件も様々である。それらによってこの仕組みに対する反応が千差万別なのは当然である。しかし、当時の産業医科大学の学生には共通の問題、「産業医とはどういう専門家なのか」という疑問があったのも事実である。前項でも触れたように、実際に産業医になったのはよいが、何をしたらよいかがわからなくなったのである。

　産業医あるいは産業医学とは何かがわからなかったのは、学生だけではない。大学の教職員ほとんどすべてがわかっていなかったのである。なんとなく産業医とはこういう専門家という付焼刃的な概念があったとしても、ひとたび正式な議論になると同床異夢で、議論すればするほど考えている内容がお互いに食い違ってくるという代物であった。

　大学であるから、学生にわからないことがあれば、その指導責任は教員が負うのは当然の義務である。しかし第1期生が卒業しよう

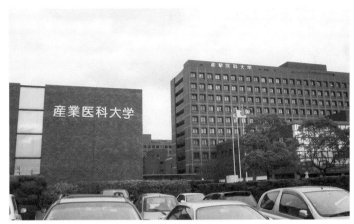

図1　1978年に設立された産業医科大学

という時期に、卒業生が産業医になることを前向きに考えていた教職員はほとんどいなかった。前向きに考えるどころか、大学に対する根拠もない批判を各自バラバラに主張し、支離滅裂なままで教員が学生の進路指導にあたるという状態は、今考えてみるとまったく許されることではなかったと言わざるをえない。

　そして事態は悪いほうへどんどん進んでしまった。特に医学部の主流を占める臨床医学教室では、新設大学として病院業務を一人前にできるようにしなければならないというもう一つの使命に夢中であり、「大学の使命は一人でも多くの産業医を輩出すること」だとわかっていても、産業医になろうとする学生に対して、まずは臨床医としての素養を磨いてから産業医になればよい、という説得を続けてしまう人が大半を占めていたのだ。

　これら教員が学生に対し当時主張していた理屈の主なものは、「優れた臨床医でなければ優れた産業医になれぬ」、「産業医を辞めた後、臨床ができなければ食いはぐれる」、「高齢化時代を迎え、成人病の専門家でなければ産業医は務まらぬ」、「職場環境はすでに十分に改善されたので、今後は労働省的産業医より厚生省的産業医が

必要」、「臨床専門医としての技術をマスターせずに健康診断の判定をするのは医の倫理にもとる」、「集団を一律に判定指導する時代は終わった。これからは個人単位のきめ細かい診断が必要で、臨床医学を修得しなければ優れた産業医にはなれぬ」等々、種類も多いが一見もっともらしい理屈も多かった。実際、卒業後もこれらの言葉をそのまま信じて、確信を持ってそういう産業医を続けた卒業生も少なくなかったのではないかと推察している。このようなアドバイスは、学内の臨床医学教室からだけではなく、開学後まもなく始まった学生の産業医現場実習で、実習指導の責任者を務めた第一線の指導産業医からも行われたことがあり、これは産業医として高名な医師からの話なので、学内の教員以上に説得力があった。

2. 変化に十分な対応ができなかった産業医学

　産業医学と臨床医学の論争は、なにも産業医科大学の進路指導の場面だけで起こっていたわけではない。その後次第に盛んになってきた、産業医制度改善のための医師会、労働省（当時）、経営者団体、学会等における討議にも、同じような混乱がしばしば生じた。労働省の委員会でも同じような話題に巻き込まれたが、国が委嘱したこの分野の専門家であるはずの委員の間でも、産業医の専門性に対する考えは著しく異なっていた。したがって、それに基づいた臨床医学に関する議論は当然のことながら人によって様々で、私にはまったく理解できない議論も少なくなかった。臨床分野出身で、専属産業医を一時期経験し、その後厚生省と労働省の官僚として活躍したある委員は、20年も前の結核対策で活躍した経験から、産業医業務に関し治療を含む臨床活動の重要性を強力に主張して、審議を大変遅らせたことを記憶している。

　したがって、例えば産業医のあり方を考える資料を作ろうと、産業医の実態調査や意見集約をしても、集まった情報や意見はまったくバラバラで、その目的にはほとんど役に立たないのである。産業

医業務としての臨床医学に対する考え方が、わが国においてかくも混乱してしまった最大の原因は、この間の産業の変遷が極めて早かったことに一因があるのではないだろうか。戦後経済の急速な復興とともに、結核に始まり、各種の急性中毒、職業がんに至るまで、約20年間にわたって、職場には、早期発見、早期治療が功を奏する重大疾患が多発した。この間に、健康診断による早期発見とその結果に基づく治療は職場で必須のものという認識が定着してしまった。これらの業務は、まさに歴史的に認知されてきた医師の任務であり、医師にとっても一般社会にとっても極めて理解しやすい内容であった。

　このように、多くの職業病発生という犠牲に基づく経験から、その対策も次第に体系化され、その結晶とも言える労働安全衛生法が制定された1972年ごろには、少なくとも大企業においては、治療の必要な典型的職業病の発生はすでに峠を越していた。その後、わが国の産業は、いわゆる重厚長大から軽薄短小へと、産業の内容自体が労働者の健康に対し低リスク化の方向に変化し始めた。産業医学の目的や技術も、このような対象の変化に伴い、従来型のリスクを追うことから健康増進などへ変化し始めたのだが、中途半端なままで終始しており、次の具体的目標にまでは到達していなかった。

　対象の変化に十分対応できなかった点では、医学、ことに産業医学の責任は大きいと言わざるをえない。しかし、20年という期間は、専門家のライフサイクルから考えると一世代以内の長さであり、医学のように高度に専門化した分野で、このような短期間での変化に対応するのは容易ではない。医学は経験の蓄積による帰納法的発想で発達してきたので、もともと変化に追従しにくい面を持っている。そんなわけで、臨床の専門医が産業医に転向した場合など、「産業医業務は予防医学」ということで、自分の専門領域での経験をそのまま持ち込んで、高価な検査システムの導入に夢中になったりすることが起こる。そのため、たとえ産業医業務の対象である

経営者や労働者が、産業の実態の変化に伴い、今後は健康経営が大切であると感じても、産業医側のこのような状況を見て、結局は「お医者さんだから」と、従来から定着している臨床医のイメージ以上の期待を捨ててしまうのである。このような企業担当者の考えは産業医科大学に提出される求人票の表現にもしばしば現れ、それを見て学生や教員までもが「企業側の求めているのは……」という間違った概念を持つという負のループにつながってしまい、これが大学の統一目標設定を遅らせる原因ともなった。

3. 産業医学にとっての「臨床」の範囲とは

　ところで、このように考え方がバラバラになっている「産業医にとっての臨床」であるが、はたしてこの場合、「臨床」に対して全員が同じ内容をイメージして議論しているのだろうか、という大きな疑問が生じるのである。臨床という語の定義について詳しく研究したわけではないが、字義から、「患者の病床で行われる」くらいの意味かなと、私は単純に考えている。これが正しいとすれば、問診から診断治療、療養指導や社会復帰までを含むかなり広い概念になろう。そう考えると、産業医業務における臨床医学のあり方の議論で、言葉の意味が食い違ったまま意見の対立を生んでいることが少なくないのではなかろうかと危惧している。大学の臨床専門家が、産業医には臨床分野の専門性が必要だと主張したとしても、産業医が現場で行う治療が自分たちと同等のレベルであるべきだとは、まさか思っているわけではあるまい。

　産業医は、健康だと思って毎日働いている人を対象にするわけだから、もともと病院で行われているような集約的かつ高度な医療が必要なわけはない。しかし一方、職場の主治医として、長年にわたり、健康なときから個人指導にあたっているわけだから、この点から見ると、産業医こそバリバリの臨床家であると言える。病院などでは患者とのつきあいは急性期の積極的治療が有効な間だけであ

り、それも途中で転医されたりしたら治療が有効だったのかどうか
もわからない。このような断片的な臨床経験の蓄積による専門云々
であるならば、産業現場で臨床をしたほうがよほど信頼性の高い経
験ができよう。企業では、人間関係がうまくいかず、本当は見たく
ない人の顔でも毎日見なければならないほど、人間関係は継続的で
ある。

　要するに、産業医業務に必須かつ特異な臨床業務があるわけであ
る。これは極めて専門的なので、病院で疾患の治療をいかに長期間
経験しても修得できない。産業医の専門性を議論するとき、まずこ
の点を理解しないと、その先でどんな議論をしても食い違うのは目
に見えている。

　今後真剣に議論しなければならないのは、このような専門性をど
のようにして修得するかである。現在行われている臨床研修は、あ
くまで治療医学の修得を目標にしているので、はじめから対象は患
者であり、重症患者の輸液管理や治療方針を決めるための診断・検
査に終始している。したがって、既往歴を聞くのも現病歴を調べる
のも、すべて疾患の存在とその病状を決めることが目的である。産
業医業務の対象が上述のように健康者であるなら、このような目的
の研修は、そのすべてとは言わないまでも、多くがむだなことであ
る。もし研修期間は2年間が最適だとすれば、その限られた期間に
はほかに優先度がより高い研修内容があるはずである。例えば、健
康相談や健康教育の方法など、産業医になればすぐにでも必要にな
る多くの研修課題がある。問題は、現時点で自信を持ってこのよう
な研修を提供できる機関があるかという点である。残念ながら、お
おかたの想像どおり、そのような機関は存在しない。将来はともか
く、現時点では病院で研修するよりも、はっきりとこのようなコン
セプトを持つ指導者がいるところで産業医を始めてしまい、いわゆ
る「On the Job Training」で研修をしたほうがよいのではないかと
思っている。

　産業医業務における臨床の範囲を考えるとき、明らかに域外なのは、治療方針を決めるための診断とそれに基づく集学的治療であろう。ついで議論の対象になるのは、いわゆる疾病管理と言われてきた慢性疾患の管理である。このような議論は結局、産業医の専門性を考えることにほかならない。産業医業務のうち、個別的機能、つまり個々の労働者に対応する部分は、健康の専門家のそれでなければならない。健康の定義は難しいので、ここでは単に、「病気ではない人」くらいの意味である。だから、「健康」からはずれていないか、再び「健康」に戻してよいか、を判定する専門家でなければならない。まさに最近話題になっている復職支援であり両立支援そのものである。これはもちろん、作業との関連があるから、労働と企業社会の特質に通じていなければ正しい判断はできない。

4. 必須業務と任意業務
　ところで実際には、現在でも多くの企業に診療所や企業立病院が設置されている。なかには、すでに存在意義を失っているのに、過去のいきさつからやめるにやめられない場合や、幸い企業経営が良好で、単に「あるのが当然」くらいの理由で残っているものもある。そうしたなかには存在意義を主張するため、欠勤や職場離脱時間の減少に役立っているとか、ドック等まで十分な業務量をこなし、医療機関としての収益性が保たれているという具体的資料を準備しているところもある。その分析の正当性はわからないが、それぞれの企業が独自のポリシーでこの種のサービスを従業員に提供することは、もちろんまったく自由である。たとえそれが本来の産業医業務ではなくても、業種や立地条件によって、診療サービスを提供することが、その企業にとってメリットがある場合もあろう。
　つまり、企業で治療医学的サービスを提供するのは、善し悪しという議論の対象になる性質のものではなく、必須業務と任意業務という議論に帰すべきことなのである。もとより、法律は最低基準を

決めるのが普通であり、最低以上のことをしてはならないということではないのは、他の分野では常識である。それが、あたかも本質の議論のごとくになっていることのほうがおかしいのだということを、この際、肝に銘じるべきである。

　こんなあたりまえのことが、産業医学の唯一の専門学会である日本産業衛生学会で、産業医の専門医制度を議論したとき、意見の一致に至るまでに大変な苦労を強いられた記憶がいまだに忘れられない。そのときはなんとか乗りきり、専門医制度を発足させることができたが、まさか専門家が集まっているはずの日本産業衛生学会であんな議論に巻き込まれるなど、事前には予想もできなかった。特に、理事会や専門委員会などの議論では、専門学会の議論とは到底思えないレベルの議論に終始した。幸い制度発足以降は、こんな議論はまったく起こらなくなった。それは、専門医試験で毎年試験問題を公表してきたことが役立ったのだと思っている。出題内容を通じて、産業医学の考え方や実際の産業医活動を具体的に示すことができたのだ。これが、次第に産業医学の専門性に対する考え方を一本化させることに貢献したと考えている。さらに、こうして誕生した専門医が実際に社会的進出を果たし、その活動が社会的評価を受けたことによって、わが国の産業医制度が今日の姿にまとまってきたと確信している。

専門産業医を育てるために

1. 見よう見まねの修練から体系的な実務教育へ

　専門家の養成には、教科書などに基づいて体系的に行う教育と、現場で実際の業務に携わる修練の両者が必要である。まずは教育と修練の違いだが、簡単に言えば、座学あるいは実験室を含めた教育施設内で一定のプログラムの順序に沿って体系的に行われるのが教育であり、そのような基礎教育を修了した人が、指導者のもと、あるいは単独で、実務に参加することを通じて経験を積むのが修練ということになる。受講者側の受講姿勢としては、前者は受身であることが多く、後者は積極的に参加しなければ成り立たない。アーリーエクスポージャーなどでは教育プログラムの一環として現場に出ることもあるので、現場で行うからといってすべてが修練ではない。また修練においても、一人前になっても常に専門家としての技能向上の努力は続くわけで、実務のどこまでが修練でどこからが専門家としての業務なのかという境界が引きにくいことがある。多くの場合は、そのときの身分や業務の目的によって自ら分類されることであるが、修練医に手当てを出すか否かといった議論のときにはこの分類が問題になる。

　私が医学生だったころのわが国の医学界では、この実務修練を軽く見る風潮があった。「軽く見る」というのはむしろ親切な言い方で、今の人が聞いたらビックリするような実態であった。医学は学問であり、医者の技術や実務などは卒業してから先輩の様子を見て習得すればよい、というのが当時の医学教育の常識だった。したがって、学部在学中は実務に関する教育はほとんどなく、わずか「内科診断学」の実習くらいであったように記憶している。最後の学年はポリクリで全科をローテーションしたが、それも実務を教え

るという側面は極めて少なく、珍しい病気の症候を調べて発表する
など、講義の延長といった色彩が濃かった。

　実技については実務を通じて習得すべきものも多いので、そうい
う観点から学部教育で軽く見る人がありうるとしても、今の考え方
から見て最も驚くべきことは、医学生にとって肝心だと考えられる
倫理面の教育を軽視する傾向が顕著だったことだ。それでも倫理に
関係することに触れる教員はかなりいたが、それも雑談、失敗談
のようなほんの「はし休め」程度で、体系的な講義はなかった。と
きに、患者との人間関係などに重点をおく講義をする「良い先生」
がいても、他の教授たちは「あんなくだらない講義をしている」と
言って、自分の講義で公然と「良い先生」を批判することも稀では
なかった。

　当時はインターン制度があり、医師国家試験はそれが終わらない
と受験できなかったので、インターン修練は言わば無免許で行うわ
けである。当時のインターンは、今の研修医よりもっと病院の労働
力としての側面が強かったので、自然、何も習っていない状態でか
なりの医療行為を行わざるをえなかった。私自身、基本手技も習っ
ていないのに実際に入院患者にいろいろな医療行為をせざるをえ
ず、これでよいのか大いに疑問を感じたものだ。例えば、配属1日
目にいきなり単独で女性入院患者のカテーテル尿を採ってこいと命
じられたとき、どうしてよいやら大いに当惑したことを覚えている。

　静脈注射のような基本手技でも、針の斜断面は上か下かどちらに
して刺すのが良いか、とうとう今まで誰からも教わっていない。私
の時代の医師は、おそらくすべての医療手技を見よう見まねで覚え
たはずであり、したがって、ときにかなりのベテランになってから
でも、笑い話になるようなとんでもない手技を披露する医師がいた
ものである。私の場合は幸いにも学生時代に山岳部に所属し、合宿
中のテントの中で、先輩から病院での失敗談を聞くことによって、
かなりの「実務教育」を受けていたので、大笑いの種になることだ

けは避けられた。

　今では、医の倫理を含めて、基本的な実務の方法に関しては学部教育のなかでも体系的に教えられており、上記のような話は考えられないことである。むしろ、今まで遅れていた実務修練のあり方について、いかに整理し、体系的に教えるかということが関係者全体の関心事になっている。アメリカほどではないにしても、患者の意識も大きく変わり、良質な医療を受けるのは当然の権利だと考えられているので、修練医であろうと新人の医師であろうと、今では患者にとって納得のいかない医療が許されることはない。

　したがって、知識や技術だけではなく、関連法規を含めそれらを実際に適用するルール、方法を習得しない限り専門家として一人前とは言えない。医師の場合、インフォームドコンセントのとり方、プライバシーの守り方、情報開示のルールなどは基本中の基本で、国家試験にも出題され、卒前教育の必須教育項目である。さらに、診断・治療・療養指導などにおける意思決定、特に関係者の意見が食い違う場合の判断など、一律な基準は到底決められないような多くの意思決定が実務の場には待っている。これらの正しい処理手順について、原則的な部分を習得するのが医師の実務修練の大きな目的の一つである。

　このあたりの事情は産業保健領域においても同じはずである。ただし、対象者は患者ではなく、大部分が特に今すぐに相談したい健康不安を抱えているわけではない労働者であること、また、個人だけではなく会社や労働組合といった組織を対象にする場合もある点が特徴である。なかでも最も大きな違いは、活動目標が疾病の治療、つまりクライアントから持ち込まれる苦痛・不安を対象にするだけではなく、クライアント自らが取り組むべき予防・保健活動に対する支援であること、職務適性や作業環境改善などを含む労働に深く関係する健康の保持増進が重視されることなどだろう。また、産業医業務の範囲や目的が契約によって決まる部分があり、会社、

産業医双方の認識の組み合わせで期待感や達成目標が決まってくることなどである。結局、産業医の修練内容は臨床医のそれとはまったく違うものになるので、独立した別の教育体系が樹立される必要がある。

　こうした標準的な教育体系は、専門家を育成するためには絶対に確立しておかなければならない。特に、専門医を認定して、一定水準以上のサービスを保証しようとするからには、あらかじめその水準を公表しておかなければならない。言葉を変えれば、このような内容が専門医試験の出題基準になるわけである。試験をするからには、要求水準たる専門知識・技能をあらかじめ公表しておく必要があるということである。

2. 産業保健のcore competency

　一方、世界中で医療過誤が問題になっており、医療概念を根本的に見直し、それを医学教育に反映させるために、世界的合意に基づき、各大学で共通に教えるべき内容を検討することも、グローバリゼーションの流れから不可避なことである。わが国特有のものの決め方はさておいて、これからの専門家社会では専門性の品質管理は避けて通れない重要事項である。

　ということで、産業保健の世界でも専門性の「骨格」が近年大きな話題となっている。私が国際産業保健学会（International Commission on Occupational Health, ICOH）の分科会の一つ、Education and Training in Occupational Healthの会長をやっていた1992年から1998年の間に、すでにこのことがcore competencyという用語で話題になっていた。私の任期中には、このcore competencyについて分科会の合意を取り付けるまでには至らなかったが、欧州連合（European Union, EU）各国にある産業保健を専攻とする大学院の連絡機関であるEU Schools of Occupational Healthでは、ちょうど統合のための議論が盛んなときでもあり、このcore competencyが大きな話題として取り上げられていた。1997年にこの分科会の国際会議をカイロで開催したとき、アメリカのWayne State UniversityのMark Upfal氏がアメリカ産業医学会（American College of Occupational and Environmental Medicine, ACOEM）で作成したcore competencyを紹介してくれた。彼は、独自のコンピュータソフトにより、卒後修練中のレジデントが修練の進捗状況を自己評価できるプログラムを作成し、指導者とのインターフェースとしての使用意義を強調していた。

　日本産業衛生学会の生涯教育委員会でも、標準カリキュラムを作成している。そのきっかけは専門医試験の開始であり、試験で要求する内容とレベルを公表するため、この標準カリキュラムと倫理綱領を作ったわけである。普通、一からこのような大きな課題の議論を始めたら、完成までに最低でも数年から10年はかかるものだが、このときは期限が決まっていたので、中身の善し悪しはともかく、倫理基準と標準カリキュラムが完成し理事会で承認されるまで1年ほどで完了して一安心したのを思い出す。

　つまり、専門家として認知されるための最低限の能力、言い替えれば上述のcore competencyが産業医教育のために不可欠だということである。専門医認定などで、これをどう使い、教育訓練のプログラムをどう組み立てるかは、いわば次の問題であり、独立した専門性を主張するからには、まずは専門家の間で、できれば一般社会でも産業医のcore competencyが承認されなければならない。

　これがないということは、少し厳しく言えば、産業保健は完全に独立した専門分野ではないことになる。また、ここに至ってわが国のみならず国際的にも専門性の中身が検討されるようになったということは、産業保健が最近になってようやく独立した専門分野として国際的にも体裁を整えつつあるということになるのかもしれない。

　さて、実際のcore competencyの内容であるが、各国の既成のものは、業務内容の分類型と知識・技術の基準型に分かれ、両者をう

表2　日本産業衛生学会専門医制度（1992年4月発足）

- 専門医制度協議会に加盟
- 公的制度とは独立（日本医師会認定でないと研修不可）
- 国際レベルと同等
- 受験資格：会員歴5年、基礎研修200時間、実務研修3年、研究歴

表3　専門医制度試験内容

	試験内容	回答時間
1	筆記試験	3時間
2	口頭試験	1.5時間
3	グループ討議	1.5時間
4	個人面接	1人30分
5	課題発表	準備：3時間 発表：20分

　まく組み合わせたものはほとんどない。スキルの程度を言葉で表現するのは大変難しいので、これはやむをえないことかもしれない。その点では、上述の日本産業衛生学会の生涯教育委員会のリストは、この難題に挑戦したものと考えられる。しかし、項目によっては無理が生じてわかりにくくなっている。表という2次元の媒体に、より高次元の内容を押し込んでしまった無理と、一律にフォーマット化したために、同じことが重複掲載されているなどの問題点も生じてしまった。今後、コンピュータを用い、項目ごとによりふさわしい事例や選択肢をつけていけば、かなりの部分は解決できるだろう。こうして発足したわが国における専門産業医制度の要件定義を表2に示し、試験の具体的方法を表3にまとめた。

3. 長期間の卒後教育と修練が必要

　わが国で産業医の卒後修練が制度として始まったのは、産業医科大学の医学部6期生が卒業したときからである。それまでの他大学

医学部では、卒業後すぐに産業医になる人はごくわずかで、個人ベースの修練を強いられた。運の良い人はベテラン産業医の傍らで多くのことを経験し、また先輩の経験を伝承することができるが、その他は試行錯誤で自ら習得してきたわけである。ただ、産業医科大学が基本講座を開始して産業保健の卒後教育が始まったといっても、最初のころ担当した教員は上記のような古い環境下で学んだ人たちで、その時点では教育体系もできあがっていなかった。結果的にベテラン産業医から経験談を聞くという程度の内容レベルから始めざるをえなかった。例えば、産業医活動の最も基本的なものとして、「職場巡視の進め方」は当時必ず取り上げていたが、担当する講師の先生は、「あら探しをして悪い点をけなすより、良い点を探してそれを褒めろ」というような経験談を強調された。

　その後次第に卒業生の経験年数が増すにつれ、「5時から産業医」とか「従業員と同じ目線に立つ」など、密接な人的関係を築くことの重要性を説く「合言葉」を作って、先輩が後輩を指導・激励していたことを思い出す。また、実務で困ったことも次第に仲間内で相談できるようになり、その記録として事例集も出版されるようになった。

　私自身も現場では多くの困難事例に遭遇した。例えば、某電気メーカーの産業医をしていたころ、今で言う契約社員として多くの主婦が半年単位の有期雇用で働いていた。この人たちに健康診断の結果に基づき精密検査を勧めたところ、来期の契約に差し障るので会社に結果を通知してほしくないし、会社を休んで受診すれば異常がばれてしまうと拒否する人がいた。また、比較的最近では、電車の乗務員に対する運動能力検査の判定を基準どおりに行ったら、厳しすぎて列車の運行に必要な要員が確保できないとねじ込まれたこともあった。

　こうした経験はいずれも重要ではあるが、新人を教えるという場合には、行き当たりばったりの事例をぶつけても面食らうだけで教育効果も上がらない。制度としての普遍的な修練体系を考えるとき

には、関連要素が少ない比較的簡単なものから、多くの要素が同時に絡み、あちら立てればこちら立たずといった難しいものへと進めること、また、あらゆる分野から満遍なく引用することが求められる。前者は簡単には体系化できないが、後者はある程度分類が可能である。そこで、このような趣旨で実務のタイプを思いつくままに分類してみた。これはあくまでも思いつきのレベルであり、経験者による吟味がさらに必要である。

①純粋に産業保健技術に関するもの
　　特殊健診の検査技法・精度管理・判定、救急措置（特に中毒など）、健康相談、休業・復職・配置転換の判定、保健指導、カウンセリング・説明と同意のとり方、労働能力判定、業務の労働負荷測定、適正配置、職場巡視、作業管理の観察
②調査計画、原因究明、対策樹立
　　疫学解析・判定、リスクアセスメント、マネジメントシステム
③記録作成、守秘、開示
　　必要項目の把握、法律の理解、回覧・保管、代理者の定義と確認
④情報収集伝達
　　コミュニケーション、会議の発言・課題発表、講演・講話、情報収集
⑤組織管理
　　責任の所在と責任のとり方、意思決定機構、決裁、企画立案、調整、業務分担

　われわれが学生だったころに一人前の医師として要求された知識や理論は、現在考えられている医師として必要な素養と比較して、多く見ても半分、たぶん3分の1程度にしか達していないのではないだろうか。もちろん、知識・理論が少なくてよいわけはなく、今は昔と同じかそれ以上の知識・理論に加えて実務修練を積まなけれ

ばならないということである。産業医の場合も同様であるが、産業
医のための体系的知識や理論の多くは一般医学を修めてからでなけ
れば理解できないから、一般の医師よりさらに長期間の卒後教育と
その後の修練が必要だということになる。それに加えて、上述のよ
うにこれら卒後教育・修練の体系がまだ十分にできあがっていない
ので、これからの体制整備に期待するところが大きい。

　以上は具体的な教育研修内容であるが、これらを修得した産業医
の配属先の例を図2に、また一人前の産業医として具備すべき専門
性一覧を表4にまとめた。

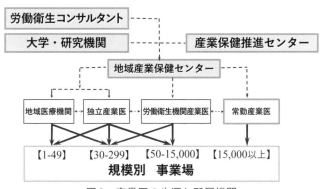

図2　産業医の生涯と所属機関

表4　最低限必要な共通の専門資質

1	課題の理解	9	健康影響対策
2	情報収集	10	作業適正
3	保健計画	11	救急・プライマリケア
4	組織設計	12	環境管理
5	複合リスク	13	科学研究
6	健康影響評価	14	保健活動監査
7	健康増進	15	専門能力向上
8	リスクコントロール	16	コミュニケーション能力

誰のための産業保健か

　「産業保健は誰のためにあるのか」と問われたら、「それは当然、労働者のためじゃないか」と、わかりきった質問のように思える人が多いかもしれない。そういう人でも、対象者であるはずの労働者が産業保健に対しまったく興味も関心も示さず、どうでもよいような態度を示されたりすると、「いったい誰のため」と、滅入ってしまった経験はお持ちだろう。あるいは、産業医の雇い主である、社長や工場長などの事業者に要改善事項を報告したとき、まるで他人事のような反応を示されたり、ひどいときには説明を中断されて、それ以後の話を拒否されたりする。就任を依頼しに来たときには、ぺこぺこと頭を下げ、高給を提示した人とは思えない。こんな経験をして「誰のためにこんなことをやっているんだろう」と悩むのも、産業保健の世界に入った人が避けては通れない道かもしれない。

　その点、臨床医学では、患者からの支援要請によって医師患者関係が始まるのだからわかりやすい。長期間にわたる治療の過程では別の問題が起こるかもしれないが、少なくとも入り口で悩むことは稀だろう。産業保健では、その入り口でわからなくなることが、特に多いのだ。なんとか整理しようと考えてみても、長年やってきたことだからと先輩に怒られて、納得のいかないままに、その後もずるずると同じことを繰り返すことになったりする。

1. 労働者のための産業保健

　さて、改めて「産業保健の対象は何か」と考えた場合、その範囲や活動内容はともかく、「労働者のため」という解答には反論の余地はないだろう。この考え方は歴史的経過を経て成り立った社会的合意である。例えば、労働基準法における労働者保護の概念は、戦前

の工場法から引き継がれたものである。明治から大正にかけてわが
国の産業革命が急速に進展し、大勢の労働者が地方から都市部の工
場に集められ、『女工哀史』（細井和喜蔵）に見るような劣悪な労働
条件が放置された。その結果、社会運動が起き、それを収束するた
めに工場法ができたわけであるが、このような経緯は、産業革命が
最初に起きたイギリス以来どこの国でもほぼ同じ経過をたどってき
ている。

　経営者、あるいは資本主義というものは、本質的に利潤を追求す
ることを一義的な目的とする存在であった。現在では、このような
いわば原始的な思想での企業経営は成り立つはずはなく、社会的容
認も得られない。したがって、法定項目の実施をはじめとした産業
保健の活動に関しては、あくまでも企業の社会的責務の線で了解さ
れているのが原則である。そのような考え方の社会的容認は労働基
準法を見れば明らかである。

　現在では、安全衛生を含む労働に関する法制度は、すべて労働者
の代表を入れた委員会で審議して決められることになっている。し
かし、最近では労働者の熱意はすっかり下がってしまい、新制度作
成のために代表を出してもらうだけで苦労する行政や企業が少なく
ない。産業医の出席義務がかかっている安全衛生委員会にも労働者
代表が出席することになっているが、労働者代表として活躍してい
る様子が確認できることはあまりなく、通常は誰が労働者代表で参
加しているのかわからないことが多い。

　このように法制度から言えば、産業保健活動は労働者を対象にす
るのが基本である。とはいっても、一義的かつ排他的に労働者だけ
を対象にすべきということではないと思う。

2. 産業保健に求められているもの

　経営者や企業に対してはどうだろうか。労働安全に関する法に
は、法定の事業者責任事項に関し、産業医は専門的部分を代行する

という筋書きがあり、この流れからは、産業保健は事業者のためという説明もあるだろう。ところが事業者にとってもこのあたりをわかりにくくしている行政施策がたくさんあるのだ。

　その最も基本的な問題が、労働安全衛生法で使用者に実施義務が規定されている一般健康診断である。この健診は使用者の費用負担で実施され、労働者には受診義務が課せられている。

　これが職業病発見のための健診なら理解しやすいのだが、明らかに一般疾病発見を目的としている検査項目が複数含まれることから、この健診を担当する産業医はいったい何を目的に仕事をしている人かがわかりにくくなる。というのも、臨床医が兼務する嘱託産業医は、労働者にとって臨床医としての仕事をしている姿が最も自然に映ってしまうし、産業医自身も、他の仕事よりこのような健診に長時間をかけがちである。

　さらに、その事情に上書きするよう「労災の予防給付」が始まった。本来、業務上の災害で発生する外傷や職業病の治療費をあらかじめ積み立てるのが労災保険である。それに突然、生活習慣病の予備軍に対する予防的医療が加わったのである。これが提案されたときには、生活習慣病対策まで事業者責任かという事業者側の疑問につながった。というのも、労働安全の法規定の原則とされる無過失責任の考え方からすると、直接的に業務に関連しない問題まで事業者責任になるというのは、普通では理解できないからである。その解釈が整理されないまま本事業が始まってしまったので、このあたりの解釈が産業医によってまちまちになってしまった。これを受ける経営者、労働者にとってはさらにわからなくなってしまったのだ。

3. 相手あっての産業保健

　このような法解釈が取り入れられたことから、この議論で取り上げている「対象」は、ほとんどこちらで勝手に決められるものでは

なくなってしまった。このような事業にとって、相手になる人がこの事業の趣旨を十分に理解できないようでは真の価値を上げることはできない。つまり、ある事業にとって、対象者が「相手になって」くれなければ、相手ではないのである。いわば「片想い」に陥る危険があるのだ。そこで、ニーズとデマンドの両側面で考えてみるのがわかりやすいかもしれない。「本来しなければならないこと」と、「今具体的に求められていること」との違いである。

　臨床場面で考えてみると、患者にとって最適な治療方針が医学的に決まっても、いわゆるインフォームドコンセントなどの結果、患者や家族の思いから非科学的な方針を採択せざるをえないことがあるだろう。両者が一致していることが理想的であるが、現実はそういかないことも多い。

　産業保健の場合には、両者が一致していない状況の下で仕事をしなければならないことのほうが多いのではないだろうか。産業医の法定業務のところでも触れたが、産業医契約を締結する場合、出務頻度を決めたうえで謝礼を決める必要がある。ただ、産業医活動を依頼するのは事業者もしくはその代役を務める人であることが多く、これらの人の理解が十分ではないことが普通である。だから、産業医を受託して最初に出務するときは、相手の思いをどれだけ正確に理解してから仕事にかかるかが大切だろう。といっても、相手の言うとおりにせよと主張しているのではないことは当然である。

4. 事業者への貢献

　それでは、事業者を対象にする側面から考えるとどうなるのか。まず上述のとおり、事業者の安全配慮義務履行を支援することである。しかし、これはよく考えてみると、目的ではなく、結果である。事業者に対する安全配慮義務は労働者保護のために課せられているのであって、これに貢献することはすなわち労働者のためである。その結果、事業者のリスクマネジメントが成功しても、結果と

してそうなっただけだと理解すべきであろう。だから、産業医が事業者の安全配慮義務に協力するのは、基本業務であって、事業者のためにやるのではない。ただ、それがわかったうえで、産業保健が事業者の責務遂行に貢献していることを宣伝するのは大いに（？）許されるだろう。

　次にコスト面での貢献である。第1に、予防活動の導入で、結果的に費用を上回る治療費の軽減が図られたという筋書きであるが、私はこれが究極的な評価につながるとは考えていない。というのは、予防による治療費用の削減効果は極めて限定的であり、特別な状況下においてのみ成り立つものだからである。疾病構造や病態が変わったり、治療法や医療費の算定方法が変更されたりしたら結論はすぐに覆るだろう。したがって、これは販売戦略の一つにすぎない。

　第2は、休業の減少、職場離脱時間の削減、不安による生産低下の減少など、事業活動に付随するマイナス面を最小化する方向の経済的効果である。これは、第1の要素に比べるとかなり大きな効果が期待でき、上手に解析すれば、これだけで今使われている産業保健の費用以上の効果が簡単に証明できると考えている。

　ここまでは安全配慮義務と同じく大部分の活動は労働者のためであり、必ずしも事業者のためばかりではないことから、大手を振って「事業者のため」といううたい文句で産業保健が力を入れるべきところである。ただ、予防にしてもマイナス面の最小化にしても、やればやるほど産業医の仕事がなくなるという自己矛盾の体系の中での仕事だということは意識しておく必要がある。実際には、仕事がなくなるということはないのだが（これはおそらく理論的に証明できる）、基本理念を追求するとき、究極の目的設定で悩む問題ということで指摘しておきたい。

5. 産業保健の費用

　議論はともかく、ここで実際に企業が産業保健でどれくらいの費

用負担をしているか見てみよう。後半に紹介する実態調査は経団連（日本経済団体連合会）会員という大企業の代表とも言うべき企業の調査結果であることは承知しておいてほしい。

　最近でこそあまり耳にしなくなったが、産業医の選任というと、以前は決まり文句のように「うちにはそんな余裕はない」、「産業医契約をしたら経営が成り立たない」など、中小企業などでは経済的理由で選任できないと弁解されたものだ。最初のころはそれを聞いて、大企業の下請けは搾れるだけ搾り取られているのだなと同情していた。しかし冷静に考えてみると、たいした金額でもない産業医契約料がそんなに大きな負担になるわけはないと、次第に気づくようになった。

　各地の医師会が決めている産業医契約料の標準額は、月額で5万〜10万円の基本料に、従業員数に応じた従量制料金を加えた額になっており、小さい規模で5万円から大規模事業場における10万〜20万円程度までと、大部分は決して高い額とは言えない。非常勤の産業医を選任しているということは、最低でも労働者数は50人であり、多いほうは999人まで可能性がある。ということは、労働者1人あたりの企業の負担を考えると月額200〜2,000円ぐらいのものであり、人件費総額に占める割合を考えると、これで企業業績が左右されたり潰れたりする金額とはとうてい考えられない。これは、必ず支出しなければならない法定の定期健診の料金が1人あたり5,000円くらいという金額と比較してもわかる。もちろん、この金額でも払えないという企業はあるかもしれないが、それは産業医契約料や健診費用を払ったから業績が悪化したのではなく、もともと経営が悪かったのであって、それをあたかも産業医のせいにするのはまったくの言いがかりというものである。

　企業の人件費と言われるものには、直接本人に現金で支給される給与のほかに、企業側が支払っている間接的経費がかなりの額含まれている。この間接人件費の内訳は、退職金積立や福利厚生費、通

勤手当、住宅手当などで、総額で給与の30％くらいが必要と言われている。

　経団連では、日経連（日本経営者団体連盟）時代から2019年度まで人件費の調査を毎年行っており、この結果からこれらのおおよその実情を知ることができる。2019年度の福利厚生費調査結果[1]を以下にご紹介しよう。この調査に有効回答を寄せたのは加盟608社で、1社あたりの平均従業員数4,525人、平均年齢42.1歳ということである。この結果はわが国経済の中心的役割を担う大企業の実態と考えてよいだろう。2019年度の調査結果では、福利厚生費130万円（608社合計。製造業281社、非製造業327社）であった。

　まず、現金給与の平均値が657万円／年、これに加え給与外間接人件費が197万円で、1人あたり計854万円というのがこれら大企業の人件費の平均像であった。

　この給与外人件費の内訳は、法定福利費101万円（健康保険37.2万円、厚生年金56.2万円、労災保険5.8万円）、退職金積立56.8万円、通勤手当10.4万円、住宅手当13.9万円などが金額的に大きなウエイトを占めており、このほかは、ライフサポート6.6万円、文化・体育・レクリエーション2.5万円、慶弔費6,200円などとなっている。

　肝心の産業保健関係の支出は、医療・健康3.8万円、法定安全衛生費？円（金額は発表されていない）の2項目である。前者には、任意で設置している企業内診療所の経費と、専属産業医などすべての医師や医療職の人件費が含まれる。後者には、法定健診や環境測定、安全衛生保護具の購入経費などが入るという。前者には、曜日別の専門外来などに招請している臨床専門家や、外来診療専門の医師も含まれているから、専属産業医の費用が占める割合は半分にも満たないかもしれない。ただし、日本の産業保健に対する支出は、正確な調査はされていないので具体的な金額は不明である。

　以上が専属産業医を雇用するような一流大企業の実態だとした

ら、中小規模ではどうなるだろうか。まず、法定福利費は給与に比例するので、小規模事業場では平均給与が低い分だけ絶対額は当然安いが、給与差以上には減らせない。しかし、任意で支出しているその他の支出は、給与総額に対してより低い割合になっていると推定される。つまり、小規模事業場の安全衛生・産業保健費用は、大企業に比べ、給与差以上に低額になっていると想定される。

　こういう実態を前提にもう一度最初の論旨に戻って考えると、総人件費に対して、この程度の割合になる安全衛生費用を負担できないわけがなく、またこの費用を支出することによって企業業績が悪くなるはずがないという主張に同意していただけたものと思う。つまり、産業保健のための支出に消極的なのは、実は支払えないのではなく、支払う価値が認められていないからと考えるべきなのだ。産業保健に理解がない経営者にとっては、産業保健のための支出は、廊下に飾る植木鉢や庭の植栽と同じカテゴリーで、余裕があるときに支出する企業イメージづくりのための費用というくらいの価値設定でしか見られていない可能性さえあるのである。

6. ミニマムな活動とオプショナルな活動

　さらに、最近では「健康投資」という概念が提起されている。これは長い間医学が執着し、離別することができなかった、マイナス面の健康ばかりを見るのではなく、健康度を増加させる活動である。この言葉はまだ提唱され始めてから日が浅いので、人によってこのあたりの定義は少しずつ食い違いがある。産業保健に当てはめてみると、例えば、適正配置による個別人材活用の最適化や、集団としての組織活動の最適化などを図ることにより、満足感、達成感、やりがいなどの最大化を含む心身両面の健康増進を図り、生産性の向上に結びつけるということになる。ここまでくると、明らかに経営への参加であり、事業者を対象にした産業保健活動と言えよう。

　このほか、地域社会への貢献や環境対策を通じ地域から地球規模

を視野に入れた活動も考えなければならない。ときには、単に労働者のための産業保健というステレオタイプの発想から抜け出して、せめて頭の中だけでもスケールの大きい思考を楽しむのもよいかもしれない。

　結論としては、産業保健活動の対象を、ミニマムな活動とオプショナルなものに分けるのがわかりやすい。ミニマムな活動としては、労働者を対象とした安全と予防を目的とし、そのために事業者をも巻き込んだ組織的活動を展開する。これはいわばこの専門領域の社会的義務であり、この活動が十分できないうちは、それ以上のことに手をつけることは許されない。オプショナルな部分として、将来は経営の一環として経営方針樹立やその執行に寄与することも積極的に考えたい。

　もちろん産業保健専門家自らの達成感を大切にすることも、継続的に良い仕事ができるためには必要なことである。上述のような大枠を理解したうえで、自分自身の満足のための活動を加えることは否定されるものではないだろう。ただ、自分自身の研究目的や興味を充足するためだけの機械購入や労働者を対象にした調査などは論外であることは言うまでもない。

《参考文献》
1　一般社団法人日本経済団体連合会. 第64回 福利厚生費調査結果報告 2019年度
　（2019年4月〜2020年3月）. 2020.12.18.
　https://www.keidanren.or.jp/policy/2020/129.html（2023年6月12日アクセス）

産業保健の領域

　産業保健の領域は極めて広い。同じ事業であっても、立地条件や操業状態、経営の特色によって、事業内容が著しく違うことも珍しくない。したがってこれを1回ですべて説明しきるのは不可能に近い。通常、産業保健の内容は、健康管理、作業環境管理、作業管理、総括管理の4管理の区分で説明されることが多いが、本項では総括管理に代えて、「職場巡視」という語で代表させて要点を述べることにする。

1. 健康管理

　まず、企業における産業保健活動の目的を確認しておきたい。前項で触れたように、労働安全衛生法で事業者に産業医の選任と健康管理を義務づけているのは、「労働者個々人の健康」のためというより、どちらかというと「事業者の（健康安全配慮）義務」を事業者に代わって担当させるためである。したがって、企業による健康管理は労働と関係する健康問題が対象であり、それ以外は任意に追加されたものと考えるべきである。というと明快に聞こえるが、ここで言う「労働との関係」の境界が極めて不分明で、生活習慣病と作業関連疾患の区分を考えればわかるように事例ごとに違ってしまう。

　まず、この「労働との関係」を最も狭い定義で考えた場合、職業病予防に限ることが考えられる。ヨーロッパの多くの国では、特殊健診だけが法定で、一般健診は義務となっておらず、自然に職業病が産業医の対象業務になっている。わが国でも、もし有害業務管理に限るなら、労働安全衛生法で対象業務が作業列挙されているので、妥当性はともかく法的には定義が明快である。

　しかし、わが国では一般健診の実施も法定業務になっているの

で、これだけではすまない。ただ、一般健診の実施が事業者の義務になっているといっても、業務と無関係な健康問題までの配慮義務はなく、事業者は作業適性または就業適性を見るためにこれを活用するのである。とはいっても、産業医が就業適性を判断するには、結局健康全般に気を配らざるをえないことになる。作業適性の判断は、健康状態を含めた労働能力と作業負荷の質との比較組み合わせで決められることで、片方の情報や能力だけが突出しても良い結果は得られない。結局は両者のバランスがとれた産業医の継続的な観察が最も大事なのだ。

　次によく話題になるのは、健康管理の中に治療まで含めるべきかという疑問である。主治医として得た患者の健康情報を産業医としての就業判断に用いるべきか否かという問題である。これがもし企業内ではなく地域の医療機関であれば、患者本人の承諾なしに、企業の就業判断に健康情報が用いられることはありえない。主治医がたまたま産業医であっても、その医師が開設している地域の診療所を受診したのであれば、おそらくこの判断に変わりはないだろう。

　しかし、これが企業と雇用関係にある専属産業医の場合、従業員である立場と医師としての立場が相克することになる。本項の文脈で話が進んでいる場合だとまだわかりやすいが、産業医が健康管理に用いる情報はどの範囲にすべきかという一面からだけの議論だと、「あらゆる情報を用いるべきだ」という主張がとたんに市民権を得て、何が正しいかわからなくなる。

2. 作業環境管理

　わが国の作業環境管理が「場の管理」を基盤としているのに対し、欧米では「個人曝露管理」が中心である。個人曝露管理のために様々な個人サンプラーが開発されてきたが、それでも労働者個人ごとの曝露管理には限界がある。個人サンプラーを装着するのは労働者にとっては面倒なことだし、バッジのような受動的サンプラーな

らまだしも、重量や騒音も結構わずらわしい。そのうえ、マスクなどの保護具をつけてしまえば、環境濃度と曝露の相関はなくなってしまう。というわけで、バイオロジカルモニタリング（以下、BM）が普及してきた。しかし、これは職場の有害物をいったん作業者に摂取させて、その後に血液や尿などを調べて曝露量を知ろうとするもので、一種の人体実験のようなものである。

　わが国では、BMが取り入れられて以来、特殊健診の一環として行われてきたので、受診者や実施するスタッフもそう思っているのではないだろうか。しかしこれは本来、曝露管理、つまり一次予防のために行うものであり、特殊健診ではない。もしなんらかの生体影響を見ることが目的の検査なら、それはBMではなく、影響モニタリング（effect monitoring）であり、それこそ特殊健診の一項目である。

　作業環境の有害物は人がものを作るために持ち込んだわけだから、有害物の作業環境管理の目的は、その有害物への曝露を可能な限りゼロにすることでなければならない。曝露をゼロにするためには、まず発散を抑制し、それが不可能なら発散した有害物を職場から排除するなど、環境管理が第一優先である。こういう立場から言えば、個人曝露があることを前提にした個人曝露管理やBMを優先しようというのは、この原則からはずれたおかしな方法である。

　体位の変動による血圧の調整、急な気温変動に対する皮膚毛細血管の収縮・拡張などの自律神経の調整機能や網膜の暗順応など、人間の体は高度の自動調節機能を備えている。この仕組みは極めて複雑であり、多くは何重にもいろいろなメカニズムが補い合うfail-safe機構にもなっている。時間的に見ても、瞬時に対応するものから、ゆっくりと時間をかけて反応してくるものまである。上記の血圧の反射などは瞬時であり、気温の季節変動に対する調節、登山のときの高度馴化などは2週〜数週にわたって完成する。

　職場で急性中毒に罹患するのは新人が多く、だいたい3か月から

半年以内に症状が出るのが普通だ。それ以上の期間がたつとあまり出なくなる。感受性の低い人だけが選択的に残るから結果的に曝露に強い職場ができあがるのか、曝露しているうちに耐性を獲得していくからなのか、中毒学的には興味のある点である。

　作業に習熟すると、自然に姿勢が良くなり曝露が減ることが経験されている。昔の話だが、体温計に水銀を注入する作業で、新人はどうしても慣れない作業に熱中して作業部位にかがみ込むので、机の上に置いたトレイから蒸発する水銀を至近距離で吸入してしまう。気中での拡散は距離の3乗に反比例するからたまったものではない。また、染料をフィルタープレスから掻き落とす作業では、慣れないと作業服や皮膚に染料が付着する。夏になるとアルバイトや新人から接触性皮膚炎が多発した。

　温度やアルコール摂取も関係する。アニリンが体内脂質に蓄積すると、入浴による体温上昇で血中への溶出量が増えて中毒を発症すると言われる。また、飲酒による血中アルコール濃度上昇とともに血中に溶け出してくる。衣類の防虫剤として洋服ダンスや引出しに入れるパラニトロトルエンは、揮発性の高い固体である。これを袋詰めする工程は、夏になるとメトヘモグロビン血症が多発して、作業が不可能になる。

3. 作業管理

　作業適性を決めるためには、個々の業務の職務内容とそれに携わる労働者の労働能力の両者をできるだけ正しく把握できなければならない。しかしこれはあくまで基本であり、ある一時点の、いわば静的な側面における最低必要な要素である。職務の与えられ方やチームワークによって本人が感じる負荷は大きく変わるし、材料や道具の調子によって難易度も変わる。労働能力のほうはもっと複雑で、熟練による適性の獲得等変動要因がたくさんある。

　作業適性は産業保健にとって極めて大切な活動であるが、前述の

ように、その科学的アプローチの第一歩として、作業負荷と個々の労働者の労働能力を客観的に測定できなければならない。労働能力には、もちろん体格や筋骨格機能で規定される体力や、敏捷性などで規定される運動能力、さらに精神的な持久力まで様々な要素が関係する。作業負荷を客観的に表すことも容易ではない。さらに、業務遂行面では倫理的考慮も必要だし、時間経過をどう考えればよいかも検討しなければならない。適正配置については「これからの労働　5. 効果的な適正配置の実現」(136ページ) で詳述する。

　適正配置が効果をあげると、労働者の健康という観点だけではなく、企業の生産性向上への寄与もあり、産業保健活動の必要性を事業者に正しく認識させることになろう。

4. 職場巡視

　産業医にとって職場巡視は基礎的な技術である。衛生委員会出席、健診事後措置、衛生管理者との連携と並んで、四大ミニマムの一つである。労働を知るには職場巡視が最も手っ取り早いし、これなしにはなかなか労働の本質を知ることはできない。だから、職場巡視をしない産業医がいたら、それは産業医ではなくてただの医師と言わざるをえない。

　IT化、情報化やサービス産業化の進展で、産業医にはもうヘルメットなんか要らないという主張がある。別の言葉で言うと、作業環境管理や作業管理より、メンタルヘルスや生活習慣病対策を中心とする健康管理が大切だということになるわけだ。こうなると産業医の専門性、アイデンティティに関わってくる。

　まず、どんな産業にも産業医は必要だということをはっきりさせなければならない。労働のあるところには、必ず労働に起因するストレスがある。複数の労働者がチームで働いていれば、組織としての健康問題が生ずる。したがって、労働現場の観察なしには、真の労働負担は理解できない。産業医は労働と健康の関係に精通し、労

働というストレッサーの影響を最小化するために支援する役割を
担っている。

　さて、このように基本的活動である職場巡視だが、巡視の方法と
なると、ほとんど体系化が進んでいない。実際に現場で行われてい
る巡視を見ると、安全に偏重していたり、作業環境管理中心であっ
たり、様々である。もちろん業種が違えば重点が変わるのはあたり
まえだが、同じ職場を巡視するとき、産業医によって見るところが
まちまちでは困る。

　それでは職場巡視の方法を標準化するにはどうしたらよいかを考
えるとき、結局、巡視の目的が何かということから整理したらよい。
その目的を一言で言えば、上述のように「労働を知る」ことだと言え
る。ただ、これだけだと禅問答のようで具体的にわかりづらい。も
う少し具体的に言えば、労働者がどんな負担を感じ、何をもって労
働達成感を得るのか、ということであり、もう少し砕いて言えば、
何が楽しそうか、どんなことがつらそうか、ということである。も
ちろん、有害作業環境があれば曝露の実態を観察し、特殊な作業態
様があれば作業負荷・負担の程度を観察することはあたりまえであ
る。ただ、大企業になるほど、これらはそれぞれ技術者出身の専門
家が担当している。もともとが医師である産業医よりこれらの人た
ちの専門性は高いわけだから、経験ある産業医ならともかく、必ず
しも産業医が作業環境管理などを担当すべきだとは言えない。

　私は、職場巡視ではまず人を見よと説きたい。前回来たときよ
り、リズミカルに働いているとか、全体的に疲れているようだとい
う情報にこそ、産業医がより敏感でなければならない。回を重ねる
につれ、それぞれの職場にいる個々人の顔が見えてくるだろう。そ
うなれば、健康診断のときの問診も一味違ってくる。こちらが聞か
なくても、いろいろな情報が自然に入ってくるだろう。

　産業保健での労働者や使用者への対応の仕方は、その時々の進め
方や目的によっていろいろな用語で表現される。法律用語として使

われるものとして、勧告、管理、指導、教育、助言等があるが、そのほかに教科書などでは健康支援という語もよく目にするようになってきた。これらは対応の方向性、介入の程度、相手への対応の仕方などの違いで使い分けられるのだが、健康支援は相手の主体性を最も重視した考え方ではなかろうか。

　労働環境の条件が著しく悪いときは、労働者の健康の個人差を凌駕して、単一の突出した労働環境条件によって、高い発症率で特異的な健康障害が起こる。これが職業病であり、典型例が急性中毒である。環境が良くなり、曝露レベルや生体負荷が少なくなるに従い、健康障害も亜急性から慢性になる。それに従い、個人の感受性の差や労働条件、生活環境の違いによる影響が大きくなり、同じ環境レベルでも発症する人としない人が生じる。つまり発症率が小さくなるのである。さらに環境が改善すれば、労働環境要因だけでは健康障害が発生せず、もともと背景要因として持っている基礎疾患が労働環境要因によって増悪したり、労働環境以外の他の要因との共同作用という形で健康障害が発生する、いわゆる作業関連疾患の世界になる。

　これを労働環境による健康障害を予防するという産業保健活動の視点から見れば、このように発症のモデルが違う場合、それぞれのモデルに合わせた対策をとらないと効果が上がらない。環境が悪く、典型的職業病が発生する場合には、原因となっている環境条件を改善することにより、ほとんどの問題は解決可能である。しかし、慢性障害が中心になると、環境改善だけでは必ずしも解決を図ることができない。しかも、環境が良くなるに従い、個別環境をさらに改善するには、次第に莫大な費用が必要となり、それに反して期待される効果は急速に減少する。この関係を図3に示した。

　こういう条件下では、環境改善に加えて、個人ごとの関連要因対策が必要であり、それぞれの状況に応じたバランスの良い組み合わせを模索する必要がある。図4に示すように、過去の曝露のみがハ

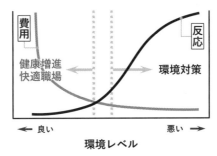

図3　環境レベルと産業保健活動の費用

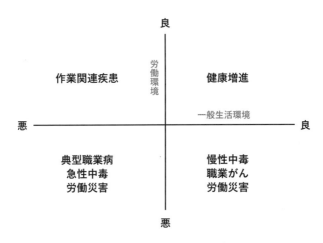

図4　産業保健活動の内容

イリスクの原因となる職業がんでは、対策は早期発見、つまり二次予防に限られてしまう。ましてや作業関連疾患が中心になると、環境改善の効果はますます限定的となり、費用効果の点でむだが多い。作業関連疾患に対しては、総合的、戦略的アプローチなしには、効果的な予防策を講じることは不可能である。

　このように、環境レベルによって産業保健の活動目標が違うのだが、これを活動主体で見てみよう。作業環境管理では、まず第1に有害物の取り扱いを中止すること、それがだめなら密閉系の工程あ

るいは自動化により労働者から隔離すること、次いで局所排気、保護具の着用、曝露時間の短縮などの優先順位で対策を進めるのが原則である。取り扱い中止は事業者が決めることで、労働者はまったく関与しない。自動化や密閉状態下では、通常は曝露しないが、保守作業や非常時の訓練という形で、労働者の参加が必要になってくる。局所排気が必要な環境下では、作業方法が正しくないと曝露は防げない。保護具の着用は、労働者の着用意思がなければ効果はまったく期待できない。慢性曝露に対する二次予防は、労働者のインフォームドコンセントなしには成功しない。作業関連疾患対策は労働者個人の生活や価値観に直接関わるところが大きいので、本人を中心におかない限り、活動自体が成り立たないであろう。

　産業保健専門家として、このような幅広いアプローチに対して、それぞれのレベルに応じて的確に対応できることが求められている。つまり、ときによっては勧告すべきこともあり、ものによっては助言や支援が正しい姿勢となるわけである。

5. 日本産業衛生学会の専門基準

　上記は4管理の切り口で重要な点を述べたが、次に産業医活動全般を産業医の立場から系統的に分類したものをご紹介する。これは、1900年代の終わりごろ、日本産業衛生学会が専門委員会を設置してまとめた、専門産業医が備えるべき専門性を分類したものである。この基準はまた、学会が制度作りをした専門産業医制度の試験出題基準としても機能した。専門医制度ができたことにより、それまでは専門家によってばらばらであった産業医の専門性に対する考え方が統一されることになり、専門家として域外から評価されやすくなったと言えよう。最後にこの基準をご紹介して本項を終わらせていただく。なお、図5の写真は2001年頃の専門医試験合格者に対する総会での専門医証の授与式の様子である。

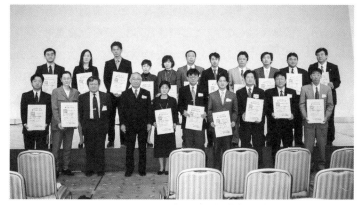

図5　2001年の専門医合格賞授与式

1. 産業保健活動の課題を理解する
    1) 労使による労働安全衛生管理の助言役としての認識
    2) 産業保健領域の責任体制と活動範囲
    3) 産業保健スタッフの基本任務と条件
    4) 産業保健専門職の倫理基準
2. 必要情報を収集しニーズを把握する
3. 産業保健方針と計画を確立する
    1) 事業者による労働安全衛生方針に関する助言
    2) 産業保健領域の事業所計画に関する助言
    3) 産業保健領域の計画の文書化と運用の支援
4. 産業保健組織を確立し維持する
    1) 安全衛生組織の確立に関する助言
    2) 産業保健スタッフの企業内における責任と権限
    3) 産業保健スタッフの活動の範囲の決定
5. 複合健康リスク要因を評価する
    1) 健康リスク要因の評価の重要性とリスク要因の内容の理解
    2) 健康リスク要因の点検
    3) 各健康リスク要因への曝露の度合の決定

  4）健康リスク要因の総合的評価
6. 労働者の健康影響を評価する
  1）健康影響調査の企画と実施
  2）健康リスク要因と因果関係判断
  3）健康調査データの保護と活用
7. 健康増進活動を促進する
  1）労働者・事業者の健康増進要因の認識に関する支援
  2）事業者が行う健康増進活動の促進
  3）保健指導の実際
8. 健康リスクのコントロール方策を選定する
  1）健康リスク低下策の理解
  2）優先するリスク対策の選定
  3）リスク対策実施の手順
9. 健康リスク対策の実施を推進する
  1）健康リスク対策に必要な教育・研修、マニュアル、機器・設備
   や人材の整備、事業所外からの情報や助言の収集についての
   助言と支援
  2）健康リスク対策の実施のモニターと円滑な実施の支援
  3）健康リスク対策の評価の支援および改善方法についての助言
10. 作業適性と病後復職を支援する
  1）作業適性に合った配置・配転の支援
  2）従業中の治療と病後復職の支援
  3）健康を理由にした退職へのケア提供
  4）就業中の死亡へのケアの提供
11. 緊急およびプライマリケア体制を確保する
  1）労使による緊急時対応システムの確立とその運用の助言役と
   しての認識
  2）緊急時におけるヘルスケア体制と教育の実践の継続
  3）地域保健、防災活動との連携と調整

12. 環境管理を促進する
    1）産業保健活動と環境管理活動との接点についての理解
    2）環境管理における国際動向についての認識およびわが国の方
       針の理解
    3）事業所の環境管理方針等についての助言
    4）環境管理活動に対する具体的な貢献
13. 科学的研究とその普及に貢献する
    1）産業保健領域の研究方法
    2）科学的知識への貢献
14. 産業保健活動を監査する
    1）監査目的の認識
    2）監査基準の決定
    3）監査実施の手順
    4）監査結果の報告
15. 産業の保健専門能力を向上させる
    1）専門知識の修得
    2）技術の修得と向上
    3）専門家としてのふさわしい態度の涵養
16. コミュニケーション能力を発揮する
    1）現場労使とのコミュニケーション
    2）事業所内諸部門、安全衛生および環境保護担当者との連携
    3）公的機関、地域社会との適切な関係の維持

産業保健の目標の変遷

　産業保健活動の範囲がいかに広範囲に及ぶかは、ここまでで理解していただけたと思う。つまり、産業保健活動は、産業の種類によって著しく違い、かつ、産業の変遷に大きく依存するのだ。課題によっては、せっかく軌道に乗ったのに、その後短時間でまったく不要になってしまう可能性もあるくらいである。だから、ある時代に活動目標を設定しても、産業の変遷に合わせてすぐに変わってしまう可能性が高く、長期間役立つ活動は多くない。本項では、どの時代においても産業保健の中心になってきた、典型的職業病を中心に課題や技術の変遷を見ることとする。

1. 典型的職業病とは

　まず典型的職業病と言われているのは、じん肺、急性中毒、腰痛、頸肩腕障害、職業がん等、その存在が社会的に認められてきた疾患である。典型的である以上、紛れもないということだが、これはどのように定義されるだろうか。

　疫学用語を使うなら、典型的職業病には、職業性腰痛のように寄与危険度（attributable risk）の高いものと、アスベストによる中皮腫のような相対危険度（relative risk）の高い疾患の2通りがある。職業性腰痛は、よく知られているとおり、職業病報告数のなかで近年第1位を続けるほど多いので、対策を考えるうえで優先度が最も高い。発生数がなにしろ多いというのが特徴である。しかし、重量物を取り扱う人のなかで腰痛になる人の割合、つまり相対危険度は高くはない。職業性中皮腫の場合には、発生の絶対数は腰痛に比べれば多くないのだが、アスベスト曝露によらない中皮腫発生はごく稀で、相対危険度は極めて高い。ほかでは見られないという意味で

典型的な職業病と言えるのである。同じく、塩ビモノマーによる肝血管肉腫もこのような代表例の一つである。

　上記の説明は疾患の発生態様から論じたものであるが、曝露の側からも典型的職業病は論じられる。職業がんの原因物質でベータナフチルアミンなど中間原料として用いられる物質には、一般生活で曝露する人はほとんどいない。また、一般人と曝露量の違いが明らかなものもある。一般生活でじん肺症になるような高濃度の粉塵曝露はまずないだろう。このように、曝露が質的・量的に特異な場合には、疾患の診断さえ確定すれば、やはり典型的な職業病と言ってよいだろう。

2. 作業関連疾患とは

　職業病とは違い、作業関連疾患の疾患概念には極めて広いものが含まれる。現在わが国では、作業関連疾患のなかで労災が認められるのは、主に過重労働が関わるものだけである。しかし、典型的職業病と作業関連疾患とは極めて大きな差があるので、まずこのことを認識しなければならない。

　作業関連疾患の例として挙げられるのは、循環器系疾患以外に慢性呼吸器疾患などであるが、いずれの場合も、別途基礎的な疾患があり、作業の負荷がその発症を早めるか増悪させることが要件となっている。遺伝子変化には無関係であり、遺伝子が関係するような段階における作業負荷の関与はまず考えられない。ある程度病状が進み、疾患が潜在的段階から本人が自覚する段階に進むときの引き金あたりから、発症後の増悪まで、過重労働はいろいろな段階で関与しうる。個々のメカニズムを直接促進する以外に、免疫抑制のように、もともとある疾病抑制因子への障害もありうるだろう。

　作業関連疾患は、このように発症概念の説明はできても、実際の症例を目の前において、個別に作業関連疾患であるか否かの判断をするのは極めて難しい。もし、業務上外の判定が必要であれば、業

務上の要因が50％以上を占めているかどうかで判断することになる。どんな疾患でも労働者が罹患する過程では、大なり小なり作業要因が関与するので、関与の程度を想定して判断する以外にはない。

3. 重金属類の代表だった鉛

　一通りの総論的解説ができた前提で、次に私自身が産業保健の世界で生きてきた間に経験した、産業の変化と健康の関係を、できるだけ実例に基づきご紹介したいと思う。

　まず、私自身が産業医として現場に入ったのは50年ほど前である。今さらそんな古い話をと感じる人もいるだろうが、国内でも中小企業に行けば当時と同じような状況はまだ残っているし、大企業関連でも構内下請けの現場まで行けば同じ状況が見られるかもしれない。また、国際協力などで外国の作業現場を見ることになれば、そのまま通用する話になるだろう。

　作業現場は本当に変化に富んでいる。私が産業医学の世界に入ってから少なくとも10年間ぐらいは、作業場の有害物のうち、重金属類と言えば鉛が代表であった。日本産業衛生学会の発表も鉛関係分科会に1会場が充てられるほど多かった。私が鉛関係で実際に職場まで行って深く関与したことがあるのは、今で言うリサイクル鉛の精錬工場、鉛バッテリー製造工場、鉛顔料や塩ビの安定剤に用いられたステアリン酸鉛を製造する色素製造工場、輪転印刷機に用いられる鉛板製造やモノタイプ作業のある新聞社、半田ごてや自動半田、半田ディップ槽、ブラウン管製造の鉛フリットなどたくさんの鉛関係作業がある電気器具製造業などである。それら大部分の工程はすでにわが国には存在しなくなってしまったが、そのまま外国に輸出されて、現地で同じ作業がされているものも少なくない。また、作業場ではないが、当時は4アルキル鉛を添加したガソリンが使われており、排気ガスと一緒に大気中に放出される酸化鉛フュームの環境汚染が問題になり、その研究に関わる機会があったことも

印象深い。

4. 曝露と中毒発生の関係

　このような経験のなかで最も重要だと思っていることは、曝露と
中毒発生の関係である。なにしろ、鉛は重金属中毒の代表だったか
ら、曝露、吸収、蓄積、代謝、排泄の経路などが比較的よくわかっ
ており、また、最も初期の障害であるヘム代謝障害のメカニズムを
はじめとする中毒発生機序もだいたいわかっていた。したがって、
特殊健診で用いられる検査項目である、ヘム代謝中間体の尿中コプ
ロポルフィリンやデルタアミノレブリン酸の医学的意義もよくわ
かっていて、上記のような種々の職場で健診をしたとき、作業環境
の測定値と健診で見つかる異常所見の出現頻度との関係もすぐ検証
することができたのだ。

　このように、鉛中毒の実態がほぼ解明されているのは、いろいろ
な好条件が重なっており、まさに中毒学勉強用の特異例のようなも
のだからだと考えている。まず、産業現場で鉛中毒に関わる化合物
形態は金属鉛と酸化鉛くらいで、ほかの工程で使われる化学物質の
ような複雑な化合物はあまり使用されていない。また体内での代謝
動態も比較的単純で、鉛イオンが直接作用することから、血中鉛量
を測ることで鉛化合物の毒性活性度が把握できる。したがって、バ
イオロジカルモニタリングでは重金属元素としての鉛量を測定すれ
ばよく、採取した血液や粉塵などの試料はどのような保存状態で
あっても鉛量は不変であること、中毒の過程が亜急性くらいで曝露
と発症の時間関係が観察しやすいことなど、中毒モデルとして申し
分のない条件がすべてそろっているのだ。これは、まさに量反応関
係を実地に学ぶ教材のようなもので、現場でこの問題を体験できた
ことは、最終的に産業医学の分野に進んだ私の生涯にとって、最も
幸運なめぐりあわせだったと言えよう。

　余談であるが、上記した試料の保存安定性は、冷凍庫などの整備

が不十分な当時の環境下では、ほかの試料と比較して最も有利な保存条件にあった。当時は、血液中鉛の分析法は湿式灰化ジチゾン法で、一度にせいぜい数検体ずつを2日間かけて分析していた。大勢の人から血液を採取した場合には、分析の順番が回ってくるまで、パラフィルム（今で言えば食品用ラップ）で蓋をした試験管内に入れ、常温で長期間保管できた。ある夏、実験台の下に積み上げてあった試験管内の保存血液にウジがわいているのを実験助手の女性が見つけ、大騒ぎになった。それを見た某大先生は動じず、「ウジも一緒に灰化して測ってしまえば鉛量は同じことだよ」と言われたので、私が「ハエになって飛んでいった分はどうするのですか？」と冗談半分の質問を返したのを覚えている。

5. 吸入経路と量反応関係

　当時、私が教わった知識では、鉛曝露は呼吸器から吸入する経路が大部分で、粒径の小さいフュームが最も危険だということであった。したがって、前述の職場でも、精錬、鉛板鋳造、バッテリー極板鋳造、モノタイプなど、高温の溶融鉛を扱うところの有所見率が高いはずだと考えていたが、事実は反対で、色素やバッテリー極板組み立てなどの、粉塵が発生するところのほうがはるかに高いことが多かった。これは、たぶん後者の環境濃度のほうが、粒径の差による吸収率の違いを凌駕するほどに高かったためだと考えている。当時、不思議に思ったのは、この例に限らず、環境測定値が特殊健診の結果と一致しないことが結構多いということだった。そのたびに、私は職場に出向き、いろいろと原因を模索したのだが、ときとして簡単に解決することもある一方で、最後までわからずじまいに終わってしまったものも少なくなかった。

　粉塵鉛が発生するブラウン管の鉛フリット取り扱い現場では、このような不一致がたびたび起きたが、その大部分でその原因を検証することができた。フリットというのは、白いペースト状に練り上

げた鉛ガラスパウダーのことである。ブラウン管を製造する過程で、画像を映す前面のパネル部分と、電子銃が入る円錐形のファネルという後ろの部分を接着するために用いられていた。フリットを塗り上げた両者を重ね合わせて炉に入れると、両面が融着されて一体になる。現場での使用形態は、大部分が水で溶いたウェットなペーストなので、粉体を調合する部屋以外では粉塵の発生はないはずである。ところが、ときどき高い環境測定値が報告されてきたので、現場に赴いて原因を調査した結果、よごれとして付着・乾燥した比較的大きな粒子が、ハイボリュームサンプラーのフィルターにたまたま捕集されたためだということが判明した。電気掃除機で周辺を入念に掃除すると、当分はそのような高値は検出されなくなった。

　フュームの場合は粒径が小さいのでほとんど空気と一体になって拡散するが、粉塵は気流に乗るので動態が複雑で、限られた数の測定点のデータから職場全体の環境レベルの実態を知ることは極めて難しい。最初のうちは、まずは現場に行って確かめることをお勧めする。実際に測定点に立ち、作業および作業環境の実態と測定値の関係を頭の中で想像しながら、有害物の発生と拡散の状態をシミュレーションしてみる。同時に、特殊健診、ことにバイオロジカルモニタリングの値との関係を見ておくことにより、作業環境に対する理解と経験は著しく向上するだろう。ただ最近は、環境も健診も検出限界以下のレベルのところが多いので、これも机上の空論に終わる場合が少なくないかもしれない。

　大勢の労働者の鉛健診の結果を見ると、鉛曝露に対する反応にはかなり大きな個人差が認められることも興味深い。鉛の場合、先に述べたように量反応関係がきれいに認められているので、それに基づいて許容濃度や管理濃度が決められている。量反応関係が計量的に提示できているのは、「鉛の場合」というより、たぶん、「鉛だけは」と言ったほうが適切かもしれない。他の物質と比較してそれほどよくわかっている鉛なのだが、それでも多数の健診データを見る

と説明できない結果が少なからず見つかる。コプロポルフィリンが異常に高いのにまったく鉛曝露の証拠がない事例や、血中鉛値が著しく高く、量反応曲線から推定する限り、とうの昔に発症していなければならないのに、ほとんど症状の認められない人が出てくるのだ。これらの原因は、大部分が個人差で片づけられてしまい、最後まで確かめることができなかったが、前者はヘム代謝の異常であろうし、後者はたぶん鉛に対する感受性の違いとしか説明できない。

6. 曝露耐性と感受性

　初めてこれら有害物に曝露する場合と、長年、高濃度に曝露し続けた場合では、一種の耐性とも言うべき、有害物に対する反応に大きな違いが認められることがある。ただこれは、感受性の高い人は耐えられずに転職することによる、いわゆる選択誤差によって誇張された結果である可能性があり、私が観察したほどの差が実際に生じうるものであるかどうかは慎重に検討しなければならない。またこれは、現在の職場の環境レベルと比較した場合、10倍から数十倍は高いレベルだった時代の話であったことにも留意する必要がある。最も環境の悪い職場では、健診をする前から、顔色を一目見ただけでも明らかな貧血とわかるような労働者が働いていたし、実際そのような人のヘモグロビンレベルは、普通なら階段も登れないほど低いのだが、これがまた不思議なことに、このようなレベルの人が普通の人とほとんど変わらず実際に現場で働いていたころのことである。

7. 一酸化炭素の環境調査

　最後は一酸化炭素ガス（以下、CO）関係である。今でもCO中毒は少なくないので、古くて新しい職業病の一つとも言える。古い時代の有名な話として、養蚕農家で2階にある蚕の飼育室の暖房のために1階で練炭を焚き、2階で作業していた人がCO慢性中毒に

なったというのがある。炭鉱爆発における生存者のCO中毒後遺症は規模が大きく、救済のための特別法ができ、専門病院として大牟田労災病院が設立された。私は、『労働衛生のしおり』(中央労働災害防止協会) の巻末にある職業病一覧の数字を拾い、昭和20年代からの職業病届出数の年次推移をスライドにしているが、これを見ても、昭和38 (1963) 年の三井三池炭鉱爆発では、大きなピークがくっきりと認められている。特別法ができるということは、最近のアスベストと同じく社会問題化した結果である。対象者の数と広がりはアスベストと比べれば限定されているが、COはものが燃えるところには必ず発生するので、最近でも、地下やトンネル内部の作業などを中心に、暖房や自家発電用エンジンの排気ガス等によるCO中毒が、散発的に発生し続けている。

　私自身が初めてCO問題に接したのは、屋内立体駐車場のCOである。それは大手のハイヤーとタクシー会社の車庫で、運転手は短時間の出入りですむが、内部で働く管理者が一日中車庫内に駐在しているということで、駐車台数の日内変動と、CO濃度その他一般温熱環境条件との関係を調べることになった。

　私は、そのとき初めて、今で言う単位作業場における測定点設定の意義・重要性を実感させられた。2次元環境濃度の時間的変化を捉えるには、理論的には複数測定点の同時測定を繰り返さなければならないわけだが、これは実行不可能である。ということで、現在の「場の管理方法」が確立されたのだ。

　もちろん、測定点の数だけセンサーを配置して、電子制御による連続モニタリングをすることは可能である。しかし、今でも特別な事情を除いて、そこまでのやり方はしていない。当時はもちろん、電子化された測定器はなかったし、使用できる測定器の数にも制限があった。そこで、細かいところは妥協して、できるだけ最初に考えた条件を満たす測定システムを工夫することにした。実験室にあったワゴンを利用して、アウグスト乾湿計、アスマン通風乾湿

計、黒球温度計、熱線風速計、北川式ガス検知器の5種類の測定器を、順次連続的に測定できるよう配置し、簡単に固定した。こうして、気温、気湿、風向、風速、輻射熱、CO濃度の6項目を、1か所3分程度で測定しながら、2人が別々の測定点に順次移動したのである。

　これは、書けば簡単だが実際には、あらかじめ決めた手順でよどみなく全身をリズミカルに動かさないと時間内には終わらず、慣れるまでは結構大変なことであった。特に、上記の測定器は、熱線風速計を除いては、新しい環境へ移動した後測定値が安定するまでに時間がかかることと、アスマンや検知管のように測定そのものに一定の時間が必要なものがある。そこで、予備的な測定を繰り返して、最適な着手順番と測定順番を決めた。

　これだけ苦労しても、学術論文にしていなかったので、調査結果は残念ながらまったく覚えていない。だが、後日面白いことを発見したのである。それは、産業医科大学に赴任してから、大学の親財団法人である東京・赤坂の産業医学振興財団（産業医科大学東京事務所併設。現在は神田へ移転している）に出入りしているうちに、奇妙なことに気づいたのだ。この事務所は3階にあるのに、裏ドアを開けたところからすぐに公用車に乗れるのである。つまり、エレベーターつきの車庫になっているのだ。「なんでそんな贅沢な！」と思った瞬間に、そのビルがCO濃度調査をした、かつてのタクシー会社の車庫だったことに気づいたのだ。

8. 産業医としての考え方は不変

　産業医の立場で職業病に対応する場合、労働者の個別状況を把握しつつ、集団としての作業環境負担を考えなければならない。反対に、目の前の個別クライアントが対象なら、疾患の成因を科学的に判断し、その結果に基づき、予防・治療や適正配置を考えることになる。産業が変わり職場の環境条件が変わっても、この原則は同じ

はずである。典型的職業病が減少して軽微な職業病中心になって
も、環境と疾患発生の関係は変わらない。作業関連疾患の場合は、
逆に一般生活要因が職業病発症プロセスにどのように関与するかを
考えなければならない。つまり、産業の変遷によって職業病が減
り、作業関連疾患が中心になっても、産業医にとっての考え方に大
きな違いはないわけで、要は環境条件、作業負担をどれだけ正確に
把握し、総合的な健康理解の組み立てにどう役立てるかにかかって
いると言えよう。この関係が図4(44ページ)のように整理されるわけ
である。

産業医・産業保健に期待される役割

一般社会から見た産業保健

　これまで産業保健関係者の立場からいろいろな問題点を論じてきたが、本項では産業保健の受け手である労働者や経営者など、一般社会が産業保健活動をどのように捉え、どう評価しているかを考えてみることとする。そうはいっても私は産業保健側の人間であり、その立場は完全に中立とは言えないことを最初にお断りしておく。

1. 企業経営と産業保健

　「事業者の産業保健の重要性に関する認識の低いことが、産業保健活動普及を遅らせている最大の原因である」というのが、以前から産業医側のコンセンサスとなってきた。言い換えると、産業医活動成功のコツはいかに経営側を引き込むかにあるわけだが、これが簡単に成功するとは限らないのである。

　産業医の研修会では産業医の責任についてよく質問を受ける。例えば、職場巡視で職業病発生の原因を見落とし、その結果罹病した労働者に産業医が訴えられることはないのかというのが典型的な例である。そういうとき私は、業務に起因する健康障害の責任は事業者にあることを理解してもらうため、「産業医が直接訴えられることは稀であり、そんなボンクラ産業医を雇った事業者の責任が問われるのだ」と説明し、ときに笑いをとっている。

　この例でわかるように、わが国の産業保健法制では、基本的責任はすべて事業者に課されている。したがって、産業保健の意義を経営のなかでいかに積極的に捉えるかという観点から、事業者の理解と認識は極めて重要である。労働安全衛生マネジメントシステムでも、経営の基本はトップによる安全衛生方針の宣言であると強調されている。日経連（日本経営者団体連盟。現・日本経済団体連合会、

経団連）の環境安全特別委員会の産業医問題に関する報告書にも、企業の「産業保健ミニマム」を基本方針として確立することの重要性が記載されている。

　近年は予想もしない大企業の経営破綻が発生しているが、最後の姿を見る限り、その直接原因は放漫経営と言わざるをえない。問題を先送りするために金を貸す銀行の責任はもちろんあるにしても、報道されるようなめちゃくちゃな内容なら、内部で働いている一般の労働者でも、破綻の直前にはおかしいと気づくだろう。そんな典型的な例でも、問題の初期には、次の発展までの過渡期にあるのか、破綻への道を転がり始めているのかは、専門家でもなかなかわからないのかもしれない。通常の経理事務や決算などの技術的なことなら、その道の専門家が仔細に見れば問題を指摘できるかもしれないが、長期にわたる経営戦略になると、何が正しいか誰もわからないのではないだろうか。

　企業経営の判断には、この領域に属することが少なくない。積極的な投資に動くべきか、しばらくじっと我慢なのかという判断には、その決定過程を支援するツールとしてのデータや理論はあるにしても、最後の決め手となるのは経営哲学であり、トップの決断である。これを間違えば何年後かには破綻が待っているのだが、その途中では誰にもそれがわからないのではないだろうか。人事政策はこの種の典型的な課題の一つであり、採用後実際の戦力になるまで10年はかかる人材の採用計画策定に、どんな科学的根拠が使えるのだろうか。

　産業保健投資が企業経営にもたらすメリットについても、結局はこのカテゴリーの問題である。最近、経営者を説得するために、産業保健投資のメリットを明らかにする試みがいろいろ行われているが、すっきりと納得できるものにはまだお目にかかっていない。永久に証明できないのではないかと私は思う。これは客観的に証明するレベルの問題ではなく、経営哲学に属することだと考えているか

らである。それでも、その哲学の琴線に触れるような説得ツールとして経済分析やシミュレーションが必要であることに、異論を挟むものではない。

　九州の某企業では、労働者が中心になって破綻後の企業の再建を図った。今までにもこのような例を聞いたことがあるが、どのような条件が整えば可能なのだろうか。オランダの法制度では、30人以上の職場には労働評議会を設置することになっており、経営側にはその活動を支援・協力する法的義務が課せられている。その支援には、研修のための講師招聘費用の支出や経営情報の公開まで含まれており、また、労働者による経営監査機能が保証されている。

　こういう状況が普通になれば、経営者の理解が産業保健推進の鍵になるというようなことはなくなり、労働者の健康は労働者が自ら決める、それによって自分たちが働いている企業の将来も自らが決めるということになるだろう。昔のように、資本家というまったく別人種の人がいて、労働者はその資本家に搾取される立場、などという対立関係をことさら強調するのは、少なくとも現行の労働基準法の下では、すでに過去の遺物と言ってよいだろう。労働者の勤労意欲こそが企業の将来成長を決める要素のはずである。

2. 産業保健活動の評価

　すでに述べたように、産業保健活動の評価に対して、これまでの平均的見解は「評価は大事だが、具体的な証明は難しい」というところだと感じている。つまり総論は賛成だが、各論ではまだ全面的に取り入れるところまではいっていない、というのが世界の現状ではないだろうか。

　臨床医学でも最近では評価の重要性が指摘されている。いわゆる Evidence Based Medicine（EBM）である。しかし、これまでのEBMの評価は比較的簡単なモデルを対象にするものが中心であった。したがって、産業保健活動のように、いろいろな目的で、それ

それ違った方法が複雑に組み合わさるようなモデルに対して、すべてをEBMで行おうとするのは無理がある。

　一般的に医学の世界で行われる評価は、①個別の検査または治療法の有効性など単独技術の有用性・有効性を検証するもの、②予防または健康増進を目的にした介入プログラムの効果を検証するもの、③企業における産業保健活動などシステム評価、の少なくとも3区分くらいに分けて考えないと、議論はかみ合わないだろう。

　①の個別検査・治療法の有効性に関しては、今さらEBMなどと言わなくても、疫学の世界ではすでに評価技術は確立している。例えば健康診断をスクリーニングとして位置づければ、偽陽性、偽陰性、精度・特異度、陽性的中率などの指標はご存じのとおりで、総合的評価にはROC曲線（receiver operating characteristic curve）が使われている。また、がん治療における5年生存率もすでにだいたいの技術的検討は済んでいると言えよう。EBMの重要性を主張する場合には大部分がこのカテゴリーの議論をしているのであって、②または③まで想定している人は少ない。とはいうものの、①の議論でも、正しい診断や疾病ステージが確定できている前提で考えられた理論であるから、産業現場などで遭遇するような、罹患者かどうかわからないという状況では、これらの理論をそのまま適用した場合、信頼性は著しく低下してしまうだろう。

　一般的に最も頻繁に評価法のことが議論の対象になるのは、がん検診の有効性である。つまり早期発見により、治療成績や予後の改善が見られるかどうかという課題である。この場合にもしばしば間違えるのが「リードタイムバイアス」である。自然発症より早く発見されれば、その分だけは黙っていても生存期間が延びるのは当然だということを忘れて、術後の生存期間だけで検診群と非検診群を単純に比較してしまう間違いである。また、同じ部位の同じ組織型のがんでも、検診で見つかるのは発育の遅いタイプ、つまり予後の良いタイプが多いという問題も指摘されているが、この評価をどう

表5　健診項目別の評価

身長・体重	B	血圧	A
胸部X線（肺癌）	D	T. Chol.	B
貧血（鉄欠乏性）	C	中性脂肪	C
尿糖	C	HDL-C	C
血糖	C	心電図	C

A：確かな証拠　B：不確定な証拠
C：証拠がない　D：含めない証拠

すべきかについては、いまだ明快な答えは出ていない。

　それでは、わが国で今行われている、労働者に対する一般定期健康診断の評価はどうだろう。もしこれがスクリーニング検査だとすると、全体的に検査項目に対応する目的疾病が定義されていないという問題点に気づくだろう。せいぜい、血糖値と糖尿病の関係くらいで、あとはどの病気の診断のための検査かわからないものが多い。少々独断的に非特異的な検査を関連のある疾病に結びつけた評価結果がアメリカから発表されているが、その結果でも有効性が認められたのは体重と血圧くらいだという（表5）。スクリーニングレベルを科学的に決めたくても、目的疾病が決まっていなければ実行不可能である。ということで、担当医がそれぞれ自分流に決めた診断基準や基準値で判定しているのが実情で、これを科学的に評価しろと言っても、はじめから無理があるわけだ。

　スクリーニングではなく年1回のセルフケアのための定期的ヘルスチェックであるという少しはしゃれた説明をすると、これはもう①のカテゴリーではなく②のカテゴリーであり、これはまた以下の理由で評価は難しくなる。

　予防のための介入プログラムを評価するとなると、まず、介入条件がどのようなメカニズムで効果をあげると想定するのかという、疾病自然史に関する仮説が必要である。つまり疾病モデルを明らか

にする必要がある。というのも、例えば生活習慣病を予防するプログラムであれば、介入する要因は何年後の疾病発現予防に寄与するのかを仮定しないと、追跡年数が決められない。それ以外にも、長期間の追跡となると、途中脱落の問題や種々の交絡要因、観察バイアスなど厄介な問題が山積している。

　一つの解決策として、最終疾患の発現を待つのではなく、途中に介在するリスクファクターを想定して、そのリスクファクターを結果指標として評価する方法がとられることがある。例えば、運動不足⇒肥満⇒高血圧というモデルで、肥満が改善すれば高血圧も減ると仮定し、肥満の改善をもって介入プログラムの効果を判定しようというものである。これも、肥満の場合には大方の賛同が得られるとしても、新しい代謝産物や酵素活性などを中間指標に採用するとなると、それをモデルに組み込むこと自体の可否が議論の対象になる可能性が高い。結局、健康増進プログラムもEBMに基づくべきという主張は正しいとしても、実際にはほとんど実行不可能ということになってしまう。

　②が難しいとなると、③についてはこれ以上くだくだと述べるまでもないだろう。今後は先に触れた健康投資、つまりマイナスを最小化する予防活動に加えて、健康な労働者の喜びや達成感に寄与するといった創造的な活動も視野に入れる必要がある。その結果は労働生産性向上などに結びつけて評価できるかもしれない。これを実現するためには、診断学、検査学など関連領域の発展による、労働能力のプラス面を評価できる健康指標開発が望まれる。このあたりの基礎的な整備ができない限り、②や③の評価は実用化できないだろう。

　企業の産業保健プログラム評価では、EBMというアプローチとともに、費用効果や費用便益分析のような経済効果の分析も重要になる。しかし、これも費用効果まではよいとして、費用便益となると、健康指標以外に経済指標などの改善も観察しなければならず、

この場合の問題は上記の困難性と同じことになる。

　アメリカの場合、医療費の支払いのため企業は民間の医療保険を購入（契約）する形をとっているので、企業の負担する保険料を軽減するという説得力のある結果指標が使えることになる。また、一部のヨーロッパの国々では疾病休業者の割合が20％以上とわが国と比べて格段と多いので、この数の増減を指標として産業保健プログラムの評価を報告した例もある。このような特別な状況がある場合には評価指標が与えられているので、その範囲での分析が可能になる。

　私はこれまで行政などからいろいろな問題の評価を依頼されてきたが、なかにはかなり驚く要請もあった。例えば、予防給付の始まりと評価された、いわゆる「死の四重奏」（肥満、糖尿病、高脂血症、高血圧）に対する精密健診の費用負担制度新設のときには、「予算は30億円だから、ちょうどそれくらいの対象者数になるような診断基準を教えてくれ」と言われたことがある。もちろんそんな分析は断ったが、たとえそれまでの健診データからそのような推定値を計算してみたところで、実際に制度を開始すれば、制度導入による干渉や誘導のフィードバックが必ず起こり、たぶん予想ははずれるだろうというコメントはつけておいた。

　EBMや経済分析などの重要性が言われだした背景には、これまで客観的評価なしに、あまりにも経験則だけに頼って進められてきた産業保健活動を、世の中の動きに合わせてできるだけ科学的なプログラムにすることによって説明責任を果たそうということが背景にあるわけで、難しいからといってこれをまったく無視するわけにもいかないだろう。とはいうものの、上記のような多くの困難な課題があり、簡単にその回答を得ることは難しい。そこで、費用分析など本格的な評価は将来に譲るとしても、単なる年報のような記述だけでも、まずは標準化していきたいものだ。

3. 産業医の倫理

　産業保健の倫理に関し、私は「産業医の作業標準書」という説明が気に入っている。普通言われる作業標準書の目的は高品質な製品を効率的に作るためのもので、作業に伴う安全衛生の確保を含め、企業活動には欠かすことができない。これを産業保健活動の倫理に当てはめてみれば、正しい方法で効率の良い産業保健活動を通じて企業活動に寄与するとともに、医療過誤や事業者・労働者とのトラブルなどの事故を防ぐためのマニュアルということになる。倫理と言うと、ともすると禁忌行動集みたいに、してはいけないことばかり並んでいると誤解されやすいが、こういう定義なら、経営者や労働者にとって、産業保健活動に対する評価の基準にもなる。同時にこの説明の意義は、作業標準書だから、産業保健担当者にとっては難しい仕事に勇気を持って取り組んでほしいという、前向きの面を強調するものでもある。

　もう一つよく使う説明は、事業者の期待、労働者の期待・信頼と産業医業務のバランスということである。産業医制度はいまだ発達の途上である。また、わが国の場合、規模による違いはあるものの、全国一律で産業医の選任を義務づけている。すべての事業所で常勤医がその任務にあたれればよいのだが、現状のように日常診療など他の専門分野に従事している人が、限られた時間に非常勤で産業医業務にあたる場合、専任者と同じレベルの緊張感を持って任務に臨むのは難しい。この場合、事業者側の期待とそれに応える業務との関係が問題になる。報酬を払う立場からすれば、対価として提供される業務に相応の期待を持つことは当然である。また、産業医が勤務すると言えば、たとえ会社が給与を払ってくれるにしても、労働者もそれなりに期待するはずである。この報酬の額、あるいは期待の大きさと、産業医が提供する業務の質、量があまりに違いすぎるとトラブルになるだろう。つまり、契約の内容が大切で、契約に対する双方の理解が一致していることが重要なのだと言える。

　一般に、欧米の医療倫理、産業医倫理の内容は、どうしたら訴訟を避け、あるいは訴訟で負けないかという、リスクマネジメントのためのノウハウのような印象を受ける。国の仕組みや習慣自体が違うので、そのことの是非を論じるつもりはないが、わが国の場合、別の目的がありえそうだということである。上記のように、倫理という側面で見ても契約は大切なのだが、現状で産業医の立場が十分に守られるような契約を結ぶことは極めて難しい。例えば、プライバシー保護のため産業医の独立性を保とうとしても、そのままでは雇用関係から生じる雇用者としての指揮命令権と相容れない概念である。といって、このことを最初から契約に入れようとすれば、現状では雇用者からの理解は得にくいであろう。もし、社会的に受け入れられた産業医の倫理綱領があれば、契約に際し産業医の立場を示す道具として使えるのではないだろうか。したがって、産業医の倫理は、産業医側が内部綱領として防衛的に使うばかりではなく、広く社会的に認知され、活用されることが望ましいと考えている。

　わが国の制度がそのような目的を併せ持つとすれば、倫理指針を策定する母体は中立な専門家団体であることが望ましい。国

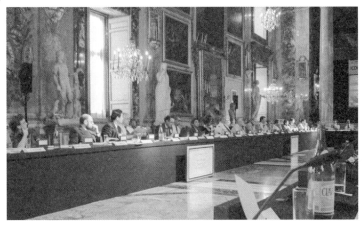

図6　2001年ミラノにおけるICOH理事会

際的に言えば、国際産業保健学会（International Commission on Occupational Health, ICOH）のような国際学会、国際労働機関（International Labour Organization, ILO）のような国際機関であることが望ましいし、事実、ICOHは1992年に指針を発表しているし、ILOには161号条約をはじめとする条約がある。ちなみに、図6は2001年にイタリアのミラノで開催されたICOH理事会の様子である。

4. 産業医活動は虚業か、実業か

　虚業という言葉をご存じだろうか。辞書によると、これは実業の反対の意味として、もじって言われるようになった言葉で、「投機的事業、大衆をだまして稼ぐうさんくさい事業」という意味とある。それに対して実業とは、農業、工業など、実製品を作る事業を言う。工場で言えば、現場で汗を流して働く仕事は間違いなく実業なのに対し、総務や文書などはときに虚業かと冗談を言われる。バブル経済がはじけたとき、ある製造業の社長が、われわれの本務は実業だから、本業をまじめにやってさえいればバブルの影響を受けることはないと、自信たっぷりに書いていたことを思い出す。

　原始時代には、ほぼすべての人が自ら食料を捕獲し、あるいは生産していた。それが産業革命以降、社会の分業が高度化し、今では食料を生産しているのはごくわずかである。現在のわが国の産業別労働力構成比を見ると、第1次産業の3％強に対し、第3次産業に60％以上が就業しており、昔のままの定義だと虚業のほうが圧倒的に多くなってしまった。現代社会は、われわれの所属する分野である医療、教育、研究をはじめ、流通・販売、運輸、金融、公務など第3次産業なしには考えられないから、実業の定義も少々変える必要があるのではないか。情報や知識という、いわば知的財産を創造し、または付加価値をつけ必要な人に伝達するなど、知的生産に従事していればこれも立派な実業と言ってよいだろう。また、虚業

とは言っても、成果物が物ではないだけで、ハイリスクの投機に賭けたり金を貸して利を稼いだりなど、業務に真剣であることには変わりはないので、何もしないで給料をもらうのとは違う。

　私は教育研究者の世界に入ってから、自分のしていること、あるいはしてきたことの社会的貢献についてときどき考えるようになった。というのも、研究や教育という仕事は評価が難しいからである。最近よく行われる第三者評価にしても、最善の方法などはじめからあるわけがない。基礎研究で、後世まで永久に残るような原理や理論を究明する分野ならあまり悩む必要はないのかもしれないが、産業医学は応用分野なので、めったにこのような成果が出るものではない。それだけに、うっかりするとあまり役に立たない、いわゆる研究のための研究に陥りがちである。教育の場合にも、自分だけがいくら完璧だと思っていても、それだけですべての評価ができるわけではない。受けた側の事情により様々な複合的効果が生じ、それらの総合で評価が決まるので、自分自身では評価がなかなかわからない。

　産業医活動に対する社会的な理解がいまだ十分でないことから、実際の業務内容は産業医によって極めて違いが大きい。その結果、「会社の理解が得られない」、「今度来た上司は何もわかっていない」などの嘆きを産業医仲間からよく聞くわけだが、私は、そう言っている本人はどのような産業医活動をしているのかが気がかりである。「どうせわかってくれないのだから」と、法定業務すら十分にこなさず、個別の患者に対し親切に対応するという、通常の医師としての最低限の業務へ収束してはいないだろうか。そういう産業医は、会社に対する貢献とは何かについて考えてみるべきだろう。それは高額な報酬に見合った貢献だろうか？　この答えを得るのに一番手っ取り早いのは、自分が辞めたり長期休業したりしたとき、その組織がどれくらい困るかを想像してみることである。一度、こういう角度から自分を見直してみてはいかがだろうか。

小規模事業場の産業保健

1. 産業保健の対象としての事業場

　現行の労働安全衛生法では、産業保健業務の対象は「事業場」を単位として規定されている。同法第1条の定義により、労働安全衛生に関する責任体制の明確化および自主的活動を基盤とした総合的計画的な対策を推進するための単位が事業場とされている。事業場は、まず企業単位で考え、次いで地理的集積と責任体制の有無によって定義される。すべての事業活動が1か所で行われていれば単純明快だが、企業規模が大きくなり、地理的に分散している場合には、責任者と総務などの管理組織が設置されている地理的単位ごとに、それを事業場と定義し、自立した責任体制が求められるのである。つまり、遠く離れた本社の担当者に任せるのではなく、事業場単位で自己完結的に責任体制を構築することがこの法律の基本精神になっている。

　とはいっても、実際に事業場を定義するにはいろいろな問題が生じる。例えば、川を挟んだ2つの県にまたがって立地している事業場もあるのだ。私自身も東京の2つの区にまたがって立地している工場の嘱託産業医をしたことがある。全国的に見れば似たような事例は少なくないはずである。行政区画が違うと、法律の精神より役人の都合が優先され、許認可手続きや届出が大変複雑になる。

　労働災害の発生防止など安全上の課題を対象に考えるとき、責任の所在を明確にする「事業場」のような仕組みの存在意義はそれなりに評価すべきであろう。事実、特に原因が作用してから結果が現れるまでの時間が短い安全面の目的に関して、この枠組みは思惑どおりに成果をあげてきたと言ってよい。しかし、原因が作用してから結果が明らかになるまでに長時間を要する衛生問題に関しては、

この事業場という単位も都合の良いことばかりとは言えない。最近は雇用事情が目まぐるしく変わっており、次第にこの事業場を基盤にした仕組みは、実態との乖離のほうが目につくようになってきた。

2. 事業場単位で選任される産業医

われわれがこの事業場という語を最も身近に感じるのは産業医の選任義務に関連してである。よくご承知のとおり、1事業場あたり常時使用する労働者数が50人以上になると選任義務が生じるわけだが、最近急速に増加している派遣労働者や外国人研修生、前からあるパート、アルバイトなどの有期短時間雇用契約者や構内下請けなどを加えると、実際は50人を超えているのに常時使用に数える人とそうでない人が入り組んで、結局は選任義務に達しないなどの事例が生じている。50人という数字自体は客観的だが、人数の定義に関する問題が残っている。

この議論はまたの機会に譲ることにして本論に戻ると、現場に当事者能力を持たせて処理することは、産業保健にとってもたしかに大切な側面が多い。産業医の場合でも、職場にいないで健康相談や適正配置を進めるのは、間違った判断を下す危険がある。作業管理や作業環境管理では、現場から離れては適切な仕事はできない。

しかし、一方では個別サービスではなく、企業全体を通して見る見方も産業医にとっては大切なことである。最もわかりやすい例として、労働者の転勤を考えたらよい。例えば、健康診断をきっかけに、あるリスクファクターに対する事後フォローをしている労働者が、転勤によって産業医選任が不要な事業場に行ってしまう可能性もあるわけで、そうなると産業医の心配や本人の希望の有無にかかわらず、観察や指導を打ち切らざるをえないことになる。

このように、産業保健サービスには、個と全体というまったく違った両面からのアプローチが同時に必要で、しかもこのバランスが適切に保たれることが大切なのだ。しかし、個別組織を前提にし

た体系で構築された法制度がゆえに、同一企業であっても特に大企業の場合には、産業保健の進め方は事業場ごとにまちまちのところが多い。その大きな原因の一つは、産業医の事業場単位の選任方法にあったと考えられる。

3. 産業保健ポリシー確立の必要性

　産業医になるべき医師の供給は、事業場ごとに地元の大学や大病院などに人選を依頼することが多かった。その結果、好ましくない例として、産業保健に対し経験も興味もない臨床専門医が1～2年ごとに交代で派遣されてくるという問題が今でも指摘されている。このような場合、多くの医師は作業環境や作業内容のみならず、事業場全体の方針などにも関心を持たない。前任者からの引き継ぎのままに、診療所の医師としての職務のみを遂行することになる。こうなると、他事業場の産業医と連絡することも稀になり、結果的に事業場ごとに別々な流儀の事業が存在することになってしまう。

　もちろん、医療資源の状況は地域によってそれぞれ違うので、全国一律にするほうがかえって具合の悪い面もあるかもしれない。しかしここで指摘したいのは、企業全体を統一しろということではなく、両面からの要請を調整しながら、最善の妥協点を見つける必要があるということである。そのために必須なのが、企業としての産業保健ポリシーが確立されることである。ただし残念ながら、大企業でも企業全体のしっかりした産業保健ポリシーが確立できているのは、まだごくわずかと言わざるをえない。

　理想的なポリシー確立が先か、産業医の実態を改善するのが先かは議論のあるところかもしれないが、少なくとも労働者の個別支援を担当する業務と、企業全体を見る業務はまったく違うことを理解する必要があるだろう。

4. 小規模事業場に対する産業保健サービス

　私が産業保健の世界に入って以来、制度論として最も頻繁に議論してきたのが、この小規模事業場に対する産業保健サービスの問題であろう。なかでも、1986年から18年間にわたって参加した日本医師会産業保健委員会では終始このことが課題となってきたし、労働省時代に設けられた各種の検討会議においてもたびたび議論になった。1999年から2年間かけて開催された「小規模事業場における健康確保方策の在り方に関する検討会」では、私自身が座長を務めてもいた。

　まず、この問題の重要性は、わが国の全労働者の50％以上が労働者数50人未満規模の事業場で働いているという事実に基づくことである。この事情はわが国に限らず、諸外国でも比率の違いはあっても共通している。ただ最近では、労働者派遣、業務委託、パート等に起因する格差や、ワーキングプアといった劣悪な労働条件に関する面が深刻になり、ややそちらに話題の中心がシフトしてしまった感もある。

　わが国の産業保健分野で「小規模」事業場と言った場合、単に一般名詞としての「小規模」ではなく、労働者数50人未満の事業場規模を限定的に意味することになっている。これは、現行の労働安全衛生法で、産業医の選任だけでなく、安全衛生管理者、安全衛生委員会の設置、健康診断の記録や結果の通知などの安全衛生管理体制が、すべて50人以上規模の事業場に義務化されているということに基づいている。つまり、小規模事業場の議論は、ほとんどが法制度としての基準値である50人規模そのものの是非、あるいはその上下におけるサービスのあり方の違いを論じている。

　ということで、これまでの議論の中心は、この最低規模を50人から30人に下げるか、あるいは50人未満に免除されていた義務条項を変えるかという、極めて末梢の議論に終始してきた。可能であれば最低基準を下げて、法律の適用をより広くすることは、多くの

場合悪いことではないが、その場合も適用基準を下げることだけが
必ずしも問題の解決に結びつくわけではなく、より根源的な議論の
ほうが重要な場合が多い。

5. 小規模事業場の健康状況

　小規模事業場問題の本質を議論する前提として、ここで働く人た
ちの健康度の特徴を見てみよう。まず、事業場の規模が小さいほ
ど、労働災害や職業病の発生が多いという事実がある。例えば労
働災害では、2005年の製造業の労働災害発生頻度の年間千人率は、
労働者数10人未満規模の6.21に対し、300人以上規模では0.95で、
6倍以上の差がある。最近の統計で同じ区分のものが見当たらず、
同様の比較はできないが、死亡災害でも負傷統計でも100人台の企
業規模と1,000人以上のそれと比較しても数倍の差がある。製造業
以外を含めた全産業で見ると、企業規模によるこの差は著しく縮ま
る。また、一部の抽出調査ではあるが、職業病の頻度や一般疾病に
よる休業日数も同じように小規模ほど多いという研究発表もある。
この「原因は？」と問えば、多くの人は、小規模ほど安全衛生管理
状態が悪いからと答えるだろう。しかし、この格差が生まれる背景
はそう簡単ではない。

　小規模事業場の労働力はより高齢化が進んでいる。定年退職者や
長期療養で病気退職を余儀なくされた人々の小規模事業場への再就
職は高齢化の促進要因である。高齢化による感覚器の機能低下は一
般的に重要な災害要因であるが、それに加えて稀にある災害頻発者
が、比較的入社しやすい小規模事業場により多く集積することも考
えられる。また、健康診断の有所見により最初から中大企業に就職
できなかった人も多く、小規模事業場では構造的に健康度の低い人
の割合が高いことが労働災害率を高める要因となっている可能性が
ある。例えば、過去に粉塵（ふんじん）など有害物へ曝露した人たちが、じん肺
有所見がゆえに小規模事業場へより多く集まれば、慢性職業病の頻

度が高くなっても当然である。

　これらいわゆる宿主要因に加え、危険有害職場が小規模製造業に多いことも労働災害や職業病の発生頻度を高める要因である。年齢構成の違いなら年齢訂正で補正できるが、職場の危険有害度は簡単に指標化できない。例えば、同じ製鉄業でも、元請けの大企業労働者はエアコンの効いた自動制御室での座作業に従事し、下請けの小企業労働者が危険有害な現場で汗を流しているという状況はよく見られるが、この違いを単純な産業分類から補正することはできない。要するに、population at risk が正確に把握できないので、たとえ分子と分母が同じ集団から選ばれていても、直ちに小規模事業場の安全衛生管理が不十分だから災害・職業病が多いとは結論できないのである。

6. 産業保健管理上の問題

　産業保健活動を展開するにあたって、小規模事業場の場合には障害が多い。まず、小規模事業場では安全衛生の専門家を専任で配置するのは困難である。また、環境測定器具や書籍、救急措置用器具等、最低限の資源配置にも制約がある。もちろんよく言われるように、小規模事業場では安全衛生に投資するだけの資金力がないというのも、実態は言われるほどではないにしても事実であろう。

　このほか、規模が小さいことに関連した産業保健実務上の問題点として、配置転換の難しいことが挙げられる。せっかく定期健康診断の有所見者に対する就業上の意見を述べる法制度が制定されても、職種に限りがある小規模事業場では、配置転換はすなわち解雇を意味することになってしまう。スペースの制約から、個人面談の場所や健康記録保管場所の確保が難しく、プライバシー保護がままならない。組織が小さいことから、規約・規定の整備は最小限度にとどまるのは当然としても、安全衛生組織は不明確であることが多く、特に担当者が決まっていないなどの問題が起きがちである。安

全作業上のマニュアル、作業標準書類の作成にも専門家が関与していないので不完全なものが多い。

　とはいうものの、小さいがゆえの長所もないわけではない。最も大きいのは、経営者の理念伝達が容易なことである。私自身の経験でも、職業病や労働災害の発生を機に、確固たる信念を持って安全衛生を社是とする経営者は少なくない。このようなドラスチックな事故の経験が何もなくても、オーナー企業では家族的配慮が行き届いている経営が少なくないと考えられる。

7. 小規模事業場の5類型

　つまり、小規模事業場の特徴は、なんといってもその多様性にあるのではないだろうか。したがって、「小規模」だからという単純な想定で取り扱うのではなく、「個別の事情」を勘案して対応するのが正しいのである。現在でも都道府県産業保健総合支援センターへ行くと、5種類の事業場分類別のパンフレットが並んでいるのを見ることができる。「大企業分散型」、「請負・資本関係型」、「業界団体所属型」、「地域集積型」、「単独型」の5類型である。説明しやすい順番で簡単に特徴を説明しよう。

　まず最も簡単なのは「大企業分散型」である。この場合、散在する支店、出張所で労働者数50人未満規模のところは産業医の選任が不要なので、本社機能としてどのような支援体制があるかが関心事となる。最近、嘱託産業医の組織化を含めて、全社的な産業保健管理を推進するための「総括産業医」の必要性が次第に認識されるようになってきたのは喜ばしいことである。

　次の「請負・資本関係型」（構内下請け、子会社など）は一番問題の多いところである。資本関係がある子会社における天下りサラリーマン社長の無責任あるいは当事者能力の欠如、また資本関係のない下請けに対する「下請けいじめ」などの問題が指摘されている。私自身も、このタイプの企業で不愉快な経験や産業医活動に対する絶

望感を数多く味わわされたことを思い出す。

　「業界団体所属型」（協同組合、工事組合）や「地域集積型」（工業団地、商店街、ショッピング・モール、商工会）における実態は、個々の企業の姿勢とそれらを束ねる組織のあり方の組み合わせによって大きく異なる。前者のなかには、いわゆる「総合健保」と呼ばれる健康保険組合を組織して、健康管理面でも特徴を持っている場合がある。かつては、この総合健保に所属する産業医（正確には健康管理医）が産業保健まで積極的に関与していたこともあったが、最近ではこのような事例は減少している。むしろ、商工会など地域をベースにする組織には、後述する労働衛生機関などと連携して特色ある産業保健活動を展開しているところがあり、地域産業保健センターとの連携が好事例として紹介されている（「地域を基盤とした産業保健センター」85ページ）。医師会の関与の仕方を含めて、地域をベースとしたこのような活動のあり方は、今後の産業保健制度のあり方を示唆するものとして極めて興味深いものがある。

　「単独型」は上述のいずれにも属さない典型的な小規模としての特徴を示すはずだが、産業の連続性を考慮すると、山間僻地にある本当の地場産業を除いて、おそらく純粋な単独型は数のうえではあまり多くはないのではないだろうか。

8. 小規模事業場における産業保健を進めるために

　先にも述べたように、小規模事業場で働く労働者数は大企業で働く労働者数より多いわけだから、今後の制度論は小規模事業場を中心に進めるべきである。また、小規模事業場の多様性を考慮すると、従来のように業務の進め方を一義的に詳細に規定するのではなく、むしろ到達目標を示し、それを実現するまでの活動方法を複数選択肢のなかから選べるようにする。そのためには、能力ある専門家が個々の状況を仔細に分析して最善のプログラムを立てやすいような制度にすべきであろう。

　具体的にこれを実現するには、まずは実力ある専門家の養成が必須課題であり、次いで地域産業保健センター、開業医など地域の医療機関を含めた地域における産業保健サービス提供体制の確立が必要である。これには、既存資源としての労働衛生機関を組み込むことが効果的である。そのためには労働衛生機関のレベルアップも重要課題となる。これらの推進にあたっては、「地域の事情に応じた自主的なサービスの体制構築」がキーワードとなろう。そのために、まずはすべての規模の労働者に共通な産業保健サービスを提供することを国民的合意とする、「憲章」のようなものが早い時期に採択されることが望ましいのではなかろうか。

9. 企業外労働衛生機関とは

　「企業外労働衛生機関」とは、いったいどんなものだろうか。ほとんどの人たちは、「健康診断機関」と言えばわかるが「労働衛生機関」という名称には慣れていない。われわれは思いを込めてこの言葉を使ってきたのだが、それでも、企業外サービス機関の説明以外の場面では、相手の理解を優先してやむなく「健康診断機関」と言わざるをえないときもある。

　わが国は法律の規定に基づいて産業保健を推進している国なのに、驚くことに労働衛生機関の規定や定義はないのである。フランス、ドイツには労働衛生法規で産業保健サービス提供組織に関する体系的規定があるし、国際労働機関（ILO）の条約や勧告にもこれら組織の原則がきちんと記述されている。わが国の労働衛生機関は、健康診断機能に対しては診療所、臨床検査の面では衛生検査所というわけで、いずれにしても医療法の世界で取り扱われている。わずかに労働衛生関係の法律の対象になっているのが作業環境測定機関としての側面である。

　したがって、「労働衛生機関」の名称に正式な定義はない。より一般性があると上述した「健康診断機関」も正式名称ではない。健康

診断はそれ自体が医療行為であり、医療機関ならどこでもやっていることである。だから健康診断機関というのは、相当数の健康診断を積極的に受託し、それを担当する専門部署を持っている機関の呼び名であると考えればよい。このような健康診断機関のうち、労働者の健康診断に力を入れているところが約1,000か所あるという。といっても、誰も体系的に調べたことがないので、これは正確な数ではない。

10. 公益社団法人全国労働衛生団体連合会（全衛連）

このような健康診断機関のうち、一般健康診断に加えて、特殊健康診断や作業環境測定など労働安全衛生法に規定されるサービスを提供する機関を労働衛生機関と呼ぶのである。このような労働衛生機関を組織化したものが、「全衛連」と略称される公益社団法人全国労働衛生団体連合会である。したがって、労働衛生機関とは全衛連の加盟機関のことを指す場合が多い。

全衛連は1969年に労働省の指導で創立された。加盟条件には、法人格を有し事業運営方針が健全であること、労働安全衛生法に定められた健康診断が実施できること、総合精度管理事業に参加していること、その地域のニーズに合う相当数の健康診断実績があること、作業環境測定認定機関であること（もしくは申請準備中）、または特殊健康診断実施に際し作業環境測定機関と連携できることなどが挙げられている。全国の加盟機関数は174機関である（2023年5月現在）。2018年度における加盟機関の健康診断シェアは、職域定期健康診断が1403万件、特殊健康診断は211万件で、定期健康診断は全労働者数の15％強、特殊健康診断は厚生労働省届出数以上を加盟機関が受託していることになる（令和元年度全衛連名簿より）。つまり、有害作業に従事している労働者を中心に、わが国労働者の主要な部分の面倒をみている機関の連合体だと言えよう。

11. 精度管理の重要性

　全衛連は会員機関のサービスレベル向上のためいろいろな事業を行っている。主なものを挙げると、総合精度管理事業、健康診断技術の研究開発、労働衛生知識の普及、経営基盤安定、教育、情報の提供、補助金・融資の適正活用、会員機関の業務提携の調整・指導等である。なかでも、最初に挙げた総合精度管理事業は最も重要である。この事業実施のために総合精度管理委員会が設けられ、下部機関として、労働衛生検査、臨床検査、生理機能、X線写真、健康診断システムの各専門委員会、参考値検討委員会、健康診断事後措置調査検討委員会などが機能している。

　普通の精度管理が主としてラボの分析精度を対象にしているのに対し、全衛連の精度管理はもっと広範囲の手技標準化を目指している。すなわち、健康診断前の企画や受診者に対する健康診断目的の説明に始まり、当日の採血等検査手技、検体保管・運搬、分析までの時間管理、データ整理、判定、事後説明などが重要であり、どれか一つが不適切・不十分であっても健康診断全体の信頼性が著しく下がってしまうという考えに基づいている。すべてがバランスよく体系的に管理されなければならないことから、「総合精度管理」の名称がつけられた。これまでのところ、分析精度の一斉調査が毎年行われ、その成績に応じた担当者の教育、標準手技の確立、判定基準の検討などで貴重な成果をあげてきている。

　このような面からは、健康診断をアウトソーシングする場合、全衛連加盟機関に依頼したほうが精度が高いことが期待されるが、問題がないわけではない。まず、労働衛生機関は経済的基盤や専門技術的基盤が不十分なことから、専門家の定着が必ずしも良くないことである。その結果、精度が低い機関の検査担当者を対象に技術向上研修をしても、改善した直後に辞めてしまうということが起きており、一種のモグラたたき状態で全機関のレベル向上が足踏みしている。

　次に、健康診断の実施時期には偏りがあり、ピーク時には常勤職員だけですべての業務に対応できないことから、医師あるいはそれ以外の職種でも多くの非常勤職員が働いている。これもレベル低下の原因になりかねない。2019年4月現在の統計では、医師の非常勤割合が71.6％に対し、看護師40.2％、放射線技師34.1％、保健師11.4％の順になっている（令和元年度全衛連名簿より）。

　また、労働衛生機関の名称で述べたように、単なる健康診断のみではなく総合的な労働衛生サービスの提供が望まれるわけだが、そのような理念とは裏腹に、「健康診断を発注してくれれば産業医契約を無料で提供します」というような本末転倒なサービスがいまだになくなっていないようだ。さらに最近の傾向としては、長年定型化してきた検診車による出張定期健康診断に代わり、大企業を中心に施設におけるがん検診に重点をおいた個別人間ドックが中心になりつつある。つまり、単なる健康診断から脱皮して、健康管理中心のサービス機関になると期待されていた労働衛生機関だが、その実現には程遠い現状にあると言える。

12. サービス機能評価への期待

　精度管理をはじめとする労働衛生機関の活動評価・認証のため、全衛連の中に労働衛生機関サービス機能評価委員会が設置されている。この委員会の事業は、労働衛生サービスのチェックリストに基づき、調査員が申請機関の実地踏査をする。その結果必要条件を満たしていることが証明されれば、これを認証するという制度である。ただこの制度もいまだ形式承認の域を出ておらず、マネジメントシステムのようなパフォーマンス評価が十分でないため、認定後にはもとに戻ってしまうような機関も含まれている。また、全衛連加盟機関の中でもまだクリアできていない機関があるのも問題である。加盟時点では条件を満たしていても、長時間経過するうちにレベルが下がっている機関があることも懸念されている。将来はこの

制度がマネジメントシステムの考え方に基づく自主的な監査制度へ発展することが望まれる。

　現時点ではこのようにまだ解決すべき問題をたくさん抱えているとはいえ、労働者の大部分が働いている小規模事業場の健康管理を考えると、労働衛生機関以外には将来のサービス提供資源として期待することはできない。また、「産業医の生涯とキャリア形成　3.産業医にとっての最終目標とは」(6ページ) で述べたように、産業保健専門職の生涯キャリア形成を考えるとき、労働衛生機関を活動基盤にすることが最も都合が良いはずである。

地域を基盤とした産業保健センター

1. 地域保健と産業保健

　全国的な産業医制度を論じるとき、必ず問題になるのが僻地や小規模零細企業のことである。日本全国にはいわゆる僻地が多数あり、そういう所にも事業場はある。こういう状況のなかで、全国に画一的な産業医選任を要求するのは無理ではないだろうかという疑問である。しかし一方、日本医師会の認定産業医制度が発足し、それが産業医選任資格となったことで、ただ産業医の数が増えたというだけではなく、一昔前の実情から考えると質的にも大きく改善したという事実もある。

　「産業医の生涯とキャリア形成　3. 産業医にとっての最終目標とは」(6ページ) でも少し触れたが、私は産業医の必要数を試算したことがある。その結果、もし全労働者に最低限の産業医サービスを提供する場合、常勤換算で全国に25,000人の産業医が必要だと推計された。産業医科大学の卒業生がすべて常勤産業医になって平均40年活躍したとしても、定常状態で4,000人にしかならないことを考えれば、非常勤産業医を含めてもこの必要数は到底まかなえないことが容易にわかるだろう。

　地域特性のことなども考慮に入れれば、全労働者にサービスを提供するためには、地域医療制度の一環としての産業保健サービスを確立する以外に解決方法はないのである。幸い産業保健サービスは、企業規模が小さくなればなるほど企業組織に依存する特性が減少し、住民である個々の労働者としての特性が大きくなる。基本的な産業医学の知識さえあれば、あとは通常の個別医療の方法で対処できる側面が増えるのである。だから、プライマリケアの一環としてのアプローチに産業保健を含めることは自然なことである。

2. 全労働者を対象にした産業保健

　産業保健活動は企業規模や立地条件、業種や資本関係などによって、それぞれ事情が違う。労働者数20〜30人程度以上の規模になると、組織としてのアプローチが次第に重要になる。全労働者にサービスを提供すべきであるという原則をまず確認したうえで、小規模事業場を対象とする産業保健の具体的な方策は、地域保健との関係を整理しながら段階的に解決して進めるのがよいと考えている。

　地域産業保健センターはこのような目的の一環として設立されたのだが、今の設置密度では、遠すぎてわざわざ出向くのを躊躇する労働者のほうが多いだろう。といって、10人未満の事業場になると産業医側から出向くのも難しいので、最も身近な専門家である地域医療で活躍する医師の手を借りることになる。その場合、専門性のことがすぐに心配になるのだが、要は他の領域と同じで、これからはチームワークで解決すべきだと考えている。その意味では地域産業保健センターは格好の場となりうる。つまり、地域産業保健センターの単位で一定以上の専門家を配置し、必要に応じて専門性の面で第一線の嘱託産業医の支援が得られればよい。これからは以前にも増して、地域保健の中での産業保健のあり方を真剣に考えなければならないだろう。

3. 産業保健センター設置構想の経緯

　産業保健センターグループの兄弟、産業保健総合支援センター（以下、総合支援センター）と地域産業保健センター（以下、地域センター）ができてから20年以上が経過した。読者諸氏の多くも、すでにいろいろな形でこれらセンターになんらかの関わりを持ってこられたと思う。そして、いまだに多くの問題点を抱えていることに気づいている人も少なくないだろう。本項では、両センター設置の経緯から現状の問題点までを紹介するとともに、これから両センターがどうあるべきかについて考えてみたい。

　1993年に産業保健センター構想が初めてできる前年に、産業保健制度のあり方を検討する委員会（産業医のあり方に関する検討会）が労働基準局長の下に設置され、労働者数50人未満の事業場での産業医選任やそれ以上の規模の事業場における産業医選任基準の不連続性の問題などが検討された。この過程で、労働者数に比例した業務契約時間のことが初めて話題となり、すべての業務時間を非常勤の産業医活動に充てる産業医の所属組織のあり方にも議論が及んだ。その結果、「そのような産業医を地域単位で組織化する目的で、産業保健センターの設置が必要だろう」という一項が報告書に簡単に触れられたのである。

　しかし、そのときの委員会の雰囲気は、「答申事項のなかで実現できるのは、せいぜい選任基準の変更くらいだろう」というものであった。産業保健センターに関しては初めての提案でもあり、全委員ともいわゆる「頭だし」のつもりでいたから、まさかそれが翌年、一気に実現するとは誰も考えていなかった。

4. センター設置の決定

　次年度予算要求に新規事業として両センター設置が含まれていることをわれわれが知ったのは、前年8月中旬の日本経済新聞の記事においてであった。ご承知のように、各省庁から財務省（当時は大蔵省）への新規事業の概算要求は、毎年8月末が締め切りである。労働衛生関係で、この時期に翌年の新規事業が記事になるのも極めて珍しかったこともあり、ビックリして上記委員会の座長に電話したところ、まったくご存じないと言う。私は当時、日本医師会の産業保健委員会委員だったので、担当理事に聞くと、2〜3日前に労働衛生課長が説明に来たと言う。

　後でわかったことは、担当部局である労働衛生課長自身もこの話を知ったのは7月に入ってからとのことであった。普通の新規事業の場合、担当課が中心となって6月末までには少なくとも当該局内

の了解をとらない限り、労働省の政策として概算要求に載ることはない。したがって、7月までの予算要求作業は、本来の担当であるべき労働衛生課ではなく、まったく無関係な労災関係の部署で秘密裏に行われていたらしい。私はこの事実を知ったとき、担当事項以外のことには首を突っ込まないはずの官庁で、このようなことがあるのかと大変驚いたものだ。

5. センター設置構想の真意

　このとき私は、興味にまかせて可能な限りの関係者に事の経緯を問い質して歩いた。その結果、天下り先の確保が真の目的だったのではないかと考えている。「スクラップ・アンド・ビルド」によりポストの減少を回避せよ、という指示が労働省上層部から出たに違いない。当時、閉鎖する労災病院に代わる新しい組織を「ビルド」する任にあたった人が、必死にその案を探しているときに目についたのが上記の報告書で、これに飛びついて労災病院に代えて産業保健センターを作る企画を立てたのだろう。これこそ準備作業が担当以外の労災管理課で行われた理由である。医師会に反対されないよう、産業保健推進センター（以下、推進センター。現・産業保健総合支援センター）を労災病院におく代わりに、同時に地域センターを作り、その運営を医師会に委託することにしたのである。もちろん、上記報告書では、2種類のセンターを作ることにはまったく触れられていなかった。

　数年かけて順次設置することとし、完成後の平年度年間予算規模が、推進センター150億円、地域センター30億円と、労働衛生関連予算のなかでは際立って大きな額の構想であった。これは、産業医講習会の補助のため産業医学振興財団を通じて全国医師会に配られている補助金の総額が2億円にも届かず、心の健康づくり運動（メンタルヘルス）の総額でも3.6億円、衛生管理者やその他専門家の育成、全国労働衛生団体連合会の総合精度管理事業への補助など

に至ってはすべて1億円未満という規模と比較しても明らかである（すべて30年前の数値）。こんな大きな予算を、専門部局の知らない間に（もちろんわれわれ専門家の検討も経ずに）、自分たちの都合でチョコチョコッとお手盛りで決めてしまうという、行政の不真面目さと官僚の公私混同ぶりに、20年以上経った今思い出しても、改めて怒りを覚えてしまう。

6. センターを良い方向へと導くために

　このような経緯を自ら解明してしまったことにより、私は自分自身の立場をどこにおくか大いに悩むことになってしまった。もちろん、こんなデタラメな動機で提案されたセンターだから、一切無視するというのも一つの選択肢ではあった。しかし、もしそれでこの構想全体が潰れたら、おそらくその後少なくとも10年以内には産業保健センターが日の目を見ることはないだろう。結局私は、少しでも良い方向へ誘導しようという、最も骨の折れる道を選んだのだ。当時の私は、この国の産業保健推進には誰よりも真剣な人間だと自負していたので、自然、5年先、10年先のことを考えたのだ。

　まず気づいたことは、労災病院に併設したのでは、他の併設センター類と同じく、定員削減で減少する病院定員の単なる穴埋めで終わってしまうだろうということである。実はこれこそ労働省幹部の目論見であったわけだから、これに逆らうのは容易なことではない。そこで、私はこの問題を日本医師会産業保健委員会の議題に持ち込んだ。まず、労働衛生課長に構想の詳細な説明を求めたが、他部署で作った企画であるから、まともに質問に答えられるわけはない。そのうえ、翌年からの実施に必要な設置要綱を検討する調査費も計上されておらず、専門家の意見を聞く場もないということがわかった。そこで産業保健委員会の下に小委員会を設け、センター設置要件の協議をその場で行うという絶好の条件を勝ち取ることができたのだ。

　2〜3か月の間に頻繁に開催された小委員会でまず決めたことは、推進センターの設置場所は労災病院とせず、県庁所在地に独立して設置することであった。さらに、推進センター長の人事は、都道府県医師会長を議長とする運営委員会の議を経ることにより、いわゆる天下りを排除することなど、労災病院に吸収されないことを主眼とした要綱を作成した。しかし、地域センターに関しては、各地区医師会が独自の産業保健活動をしていること、県によって温度差が大きいことなど、実施要綱を作成するうえで考慮しなければならない条件が多く、残念ながら短期間で十分な企画を作成することはできなかった。

　今振り返ってみると妥協の産物が多く、それだけに問題点は少なくない。なかでもかなり早い時期から指摘されてきたのが、推進・地域両センターの関係である。労働福祉事業団に設置される推進センターの下には入りたくないという当時の医師会の意見で、両センターは組織上完全に独立させてしまった。その後たびたび両センターの関係に関する問題点が指摘され、次第に推進センターの地域センターに対する支援機能は強化され、現在では両センターとも労働者健康安全機構の傘下となっている。

7. センター長人事における想定外の出来事

　最初に作成した仕掛けのお陰で、2014年の制度変更により推進センターが総合支援センターになった今もセンター長が天下りに占領されることはないが、その代わり、医師会長のセンター長兼任という、当初予想しなかった別の問題が起こった。それと同時に、都道府県によっては医師会の支配が強くなりすぎるという弊害も問題になっている。第1期事業として福岡センターの設置が決まったとき、私は早速福岡県医師会に赴き、センター長は専門家でなければならないこと、福岡では産業医科大学教授を定年退職された馬場快彦先生をおいてほかに適任者はいないことを説き、医師会長の同意を取

り付けた。しかし蓋を開けてみると、第1期の他県のセンター長はすべて医師会長をはじめとする医師会関係者の兼務となっており、福岡県医師会の担当理事からその後長い間嫌味を言われ続けた。

　私が最初から危惧したのは、産業保健センター設置は時期尚早で、期待される機能を発揮するには専門家の数が不十分なことであった。同時に、地域にはまだセンターを活用するだけの産業保健ニーズが十分に育っていないことも憂慮された。その結果、センターの活動実績が上がらないままに、全国への設置が終わる前にも廃止の方向にUターンするのではないかと心配したのである。このことは、医師会長がセンター長を兼務しているような推進センターを中心に、実際に低調な活動実態が問題になり、途中でたびたび中止の話がちらつくことになったが、日本の特質である「他県にはあるという横並び意識」に救われ、結局全国にくまなく設置された。

　最近でこそ人材もかなり充足され、センター長も産業保健経験者の数が多くなってきた。そしてユニークな活用実績もじわじわと増えてきているが、まだ厳しい評価に耐えられるところまでには程遠く、労働者健康安全機構本部では、効果的活用のための方策がいろいろと検討されてきている。このようにいまだに問題は尽きないが、地域における産業保健活動の進展には、産業保健センターの活動が絶対必要なのである。

8. 地域医療計画と産業保健サービス提供体制

　上述したとおり、産業保健センターの存在目的は、基本的には地域における産業保健サービス提供体制を担うことにあるが、これをもう少し詳細に検討してみよう。

　一般の地域医療計画では、初期医療から高度医療までの階層的サービス体制、休日夜間の救急体制、医療社会事業・福祉サービスや薬局・リハビリなど周辺領域の体制、患者や血液製剤等の輸送体制、医師・看護職など専門家の研修・生涯教育、公衆衛生・健康教

育などの予防サービスなど、様々な事業が人口密度などに応じて体系的に配置されている。

　産業保健の地域におけるサービス提供体制でも、優先度の違いはあるにしても上記の大部分の仕組みが必要であり、その大部分は上記の地域の仕組みを利用することになる。しかし、産業保健では活動対象が労働者と事業者の両方向になることから、これに産業保健に特化した事業が加わることになる。こうした観点から現状を点検してみると、これら産業保健の地域サービス提供体制は、ほとんどがまだ未整備であることが認識される。といっても、まったくサービスが行われてこなかったわけではなく、他のサービス機能で補完され、専門特化していないだけというものもあるだろう。

9. 専門性の広がりに対応するために

　産業保健の課題は、産業の種類や企業規模に応じ極めて広範囲にわたっている。それぞれに特徴的な環境要因とそれに関係する健康問題との組み合わせで課題が決まり、それに対処する専門性の広がりは、臨床医学の多様性を明らかに凌駕する。したがって、個々の問題すべてに通じる専門家の存在など到底期待できず、専門分化は必然である。少なくとも環境面、健康増進・予防活動面、職業病診断治療面の3分野の専門家が必要であろう。また、実際の現場における業務を考えるとき、対象課題が出現する頻度は様々である。それに、サービス提供の緊急度も違う。したがって、地域ニーズに合わせて両センターそれぞれに必要な専門家の配備を進めることが望まれる。

　専門性の広がり自体を正しく認識している産業医の絶対数はまだ不十分である。これからの専門家育成にあたっては、専門分野別に地域で対応可能な専門家の所在について、十分な情報周知が必須である。産業保健センターなどの後方支援体制が地域に整備されても、第一線の専門家がそれを知らなくてはまったく意味がないから

である。両センターの設置が早すぎたことを上述したが、これこそがその理由にほかならない。

10. 特殊な専門性への対応と地域との連携

　県単位でも準備することが難しいうえ、いったん発生すると対処に高度な専門性が要求されるものもある。放射性物質漏洩に対する緊急被曝医療はその典型的なもので、特に原子力事故は想定される事故の規模が大きいだけに、準備態勢も極めて大掛かりなものを用意しなければならない。国が定めた放射線事故に対する緊急被曝医療では、青森、福島、千葉、広島、長崎の5か所に「高度被ばく医療支援センター」を設置する大掛かりな体制を敷いている。放射線以外にも大事故が想定されているものはあるが、このような全国的な準備体制はできていない。

　じん肺の場合は、労災補償認定の専門家組織が県単位に用意されている。しかし、中毒や振動病など、その他職業病の場合には、予防、診断、治療の地域体制はない。したがって、いったん問題が生じると、専門家や専門医療機関の所在を探すことから始めなければならない。特殊健康診断で行われる血液や尿の代謝物や元素分析ですら、最近は信頼のおける受託機関を知っている産業医も少なくなった。ニーズが減少しているとはいえ、国際協力などの側面における必要性も考慮すると、必要になってから慌てるという過去の轍を踏むことなく、国策として専門機関を設置して技術を温存し、いつでも活用できるようにしておくのが当然のことだと考えられる。

　医療社会事業など周辺領域での地域における連携も重要である。頻繁に起こる事例としては、精神疾患で退職を余儀なくされる場合で、どこまで産業保健が面倒をみるかが問題になる。もし、地域にそれなりの受け入れ態勢があれば、あまり悩むことはないのだが、現状では産業保健のほうが一般医療より体制整備状態が良いので、産業→地域の方向へ移動する場合には、産業保健側での悩みが大き

いわけである。一般疾病の場合には、地域に必要なサポートレベルが低いので、ふだんは気づかずにいるのだと思う。ただ、運動器疾患や生活習慣病などの慢性疾患で退職に帰結するような事例では、精神的・社会的要素も抱えている場合が多く、やはり地域における受け入れ体制との連携は必要である。特に、これが労災絡みとなるとこじれることが多く、通常からの地域との連携が不十分だと、産業保健の境界領域で担当者が板ばさみになる。

11. 健康診断促進の担い手としての期待

医療体制ではもう一つ重要なことがある。それは、健康診断を外注する場合の受注機関である。現在は地域の事情を考慮して整備されているわけではないから、地域によっては遠隔地からサービス提供を受けざるをえない場合がある。しかし、このような地域に限って小規模事業場しか存在せず、しかも定期健康診断さえ満足に実施されていないため、地域サービス体制の不備自体が顕在化していないことが多い。二次検査機関との連携や、小規模事業場を中心とした事後指導促進のため、これらを包括したサービスの提供体制を地域単位で整備することが望まれる。このような地域においては、事業場の地理密度も低いので、地域センターの活性化もさることながら、まずは地域医療機関との連携を図ることが最も大切である。地域医療機関といっても、ほとんどの場合は開業医であろうから、地域の開業医として最低限の産業保健活動のあるべき形を検討し、その周知と実際の産業医活動への参加呼びかけを図ることが第一歩となろう。

そのような準備のうえで、地域センターを中心に、地域医療機関、健診機関とセンター産業医、事業場担当者の連携体制を確立することになる。定期健診の二次検査・事後指導等は、一次健診より少人数になり、健診機関にとってはスケールメリットが少ない。一方、地域医療機関を訪れるのはいわゆる患者であり、症状が顕在化

しないうちに受診することは少ない。もし、定期健診の情報をもとに、二次検査を通じて早期の治療が開始できるなら、結果的に地域医療の改善につながる。つまり両者はもともとお互いの弱点を補完し合う関係にあり、連携する意義が大きいわけである。

12. 独立産業医の支援組織としての役割

　最近は大都会を中心に独立する産業医が増えてきた。詳しくは「外部産業保健専門家」(141ページ) で説明するが、こうした独立産業医は中小の事業場に対して専門的サービスが提供できる。ある程度経験を積んだ産業医にとって、よりニーズの大きい中小規模事業場に産業保健サービスを提供することは、専門家としての充実感・達成感が大きいわけである。また、今まで専門的サービスが受けにくかった小規模事業場にとってもこれは福音である。現在では、このような独立産業医は単独で事務所を開業する以外に事業展開の方法がない。しかし、単独での活動は、自由度が高いというメリットがあるものの、事務所費用の捻出、秘書など事業支援者の確保、医療福祉や社会保障、代替要員・交代要員、専門性、後継者養成、情報収集、訴訟リスクへの対応など多くの点で困難を伴う。産業保健センターのあるべき姿として、地域におけるこのような独立産業医の支援組織としての役割が期待される。

　地域には、各種の事業者団体や労働組合やその上部団体などが活動している。地域に立地するセンターは、これら経営・労働の関係団体との接点としても重要な役割を果たすと考えられる。現在でも、労働基準協会の支部など半官製の組織はあるが、産業密集地を除いてあまり地域に密着した活動をしているとは思われない。むしろ私の経験では、より広範囲の業種を束ねている商工会などが、会員の健康診断を斡旋したり、なかには健診記録をすべて保管し、二次検査の斡旋までしていたりする事例を見たことがある。このような例から類推すると、地域センターがこうした地域における産業保

健自主組織を設立するための指導や設立後の専門技術的支援をすることが考えられる。

　フランスでは医師の資格を持った監督官が地域に配置され、法規の遵守を支援しているが、日本の監督官より監督という面が少なく、調整・指導という面での活動が多い。また、産業医の医学的判断に対するセカンドオピニオンを引き受けたり、産業医と事業者の対立の調停なども行ったりしているという。わが国では大企業以外ではまだ専門的な産業医活動の頻度は少ないので、こうしたニーズが表面化することはないが、今後、独立産業医を中心により本来的な産業医活動が進展すれば、いずれ地域にこのような機能の必要性が生じると予想され、その拠点としての地域センターの役割も考えられる。

13. 産業医修練場所としてのセンターに

　最後に、産業保健専門家の育成について述べたい。育成面では特に総合支援センターへの期待が大きい。大学医学部における産業保健教育活動が衰退するなか、総合支援センターは県単位で地域の専門家を結集する唯一の組織となりつつある。ここに少なくとも2〜3人の卒後修練医（レジデント）のポストを設けることにより、県内の医科大学・医学部卒業生の産業医修練拠点にすべきである。

　そのための第一歩としては、総合支援センターのセンター長を日本産業衛生学会専門医制度の指導医とするため、学会専門医クラスでかつ十分な産業医経験を持つ医師を配置することが望まれる。分野ごとの専門家としては相談員がすでに配置されているので、あとは標準的なガイドラインなりカリキュラムなりを開発すれば、すぐにでも実現できるのではないだろうか。次の段階として、地域ブロック単位くらいに教育要員をさらに2〜3人ずつ強化するセンターを設け、これをベースとした全国を網羅する大学院を作れば、後継者養成の道も開けてこよう。

労働者の生涯を通じた産業保健

1. 健康障害の発症態様の変化

　職業病の発症態様を歴史的に俯瞰すると、「産業保健の領域」(37ページ) でも説明したように、環境条件が著しく悪い時代には労働者の個人差よりも環境の及ぼす影響が大きく、環境が作用してから短時間のうちに高い比率で特異的な急性中毒などの職業病が発生した。環境条件が良くなるに従い、健康障害発症までの時間が長期化し、その症状は非特異化、軽症化し、発生率が低下した。労働環境の直接影響の作用割合が減少し、環境影響による症状発現は個人差が大きくなった。また、環境曝露から発症までの期間が延びたことによって、長期間にわたる観察が必要になった。

　職業性疾患に関わる変化だけではない。非職業性疾患においても大きな変化が生じた。急性感染症のように、原因と疾病の関係が一対一に近いものを取り扱っているときは、比較的短期間の観察結果に基づいて診断を下すことができたが、生活習慣が関与して疾病が発症・増悪する慢性疾患が対象になると、健康情報も長期間の変化を観察しなければならなくなった。つまり、急性疾患が問題となる条件下では、断面的・一時的な健康情報に基づく比較的簡単なモデルの解析だけでも信頼性の高い結論に帰着できたが、これが慢性疾患中心の課題になると、1回の検査結果だけで結論を出すことはできず、健康情報の継続的な観察・解析が必要になった。また、発症までの経過が長期になるほど、個人の感受性の違いや生活環境からくる交絡要因が発症に絡むことになるので、多数の関連要因に関する情報を継続的に集め、情報間の相互関係を含めた複雑な疾病モデルの解析を待たないと結論が出せなくなった。

　これまでの医学の対応を考えると、疾病の診断や治療方針のため

の情報取得は、ほとんど断面的、一時的な観察で行われてきたのではないだろうか。個別事例に対しては、主治医が患者の臨床経過を観察しつつ疾病治療にあたってきたので、経時的な動態を観察してきたと言える。しかし、健康診断などのように集団としての評価が中心になると、断面的判断が中心に行われてきた。その判定は、集団としての異常者割合が5％や10％などと想定して、個別項目ごとに正常範囲や基準範囲を決めて行われた。しかし慢性疾患の成因を考えると、主要因や関連要因が複雑に関与し、各種の相互作用を経て結果発現に至るはずである。職業性疾患でも非職業性の慢性疾患でも、今後は長期間にわたる、より精度の高い観察を心がける必要がある。このことは、職業がんやけい肺、アスベスト肺など、すでに病態がある程度判明している障害だけではなく、因果関係の明らかではない疾患の多くにも該当するはずである。

2. 健康度の改善を目指す健康診断

　以上は疾患を対象に考えてきたが、産業保健の世界ではすでに述べたように、疾患を想定した見方から脱却し、健康な状態からさらに高い健康度を追求することが目標になってきている。こうなると、加齢に伴う健康変化や、それと相互関係にある労働負荷の影響も考えなければならない。しかし、人の一生と健康を考えると、健康に関わることにはあまりにも未知の領域が多いことに気づくのである。断面的健康と長期的健康、運動・労働機能と健康、健康度から見た労働者の生涯などなど、解決すべき課題が山積している。ということで、この分野は未知の領域が多いので、多くは将来の研究を待つことになるが、現時点でわれわれが本気で考えなければならないのが「健康診断」である。これまでは、上述のように「正常値」または「基準値」の概念ですべてを片づけてきたわけだが、いつまでもこの状態を放置しておいてよいわけはない。

　今から30年近く前に、本田技研工業株式会社の産業医であった

故・橋田学先生を中心とした研究グループが全国から集めた30万人以上の健診データをもとに集計した性・年齢別の健診結果数値表に若干の解説を付したものが、『健診データハンドブック』[1]の名のもとに医学書院から出版された。類似の本がまったくなかった時代のことで、この本は発売当初からベストセラーとなった。この本のウリは、一般健診で採用されているすべての検査値に有意な性差と年齢差があることを明らかにしたという点にある。

　その後、私自身も産業医科大学卒業生産業医の協力を得て実施した「健診プロジェクト」で集めた延べ300万人の「メガデータベース」で同じ分析をしたが、ほとんど同様の結果が再現できた[2]。これらの結果から、基準値を参照して判定する場合、これまでは臨床経験からわかっていたことではあるが、少なくとも性差と年齢差を考慮すべきであることが実証された。最近ではコンピュータがほとんどの健診の判定支援に使われているので、このような判定を導入する技術的な問題はありえず、これはあたりまえのことと考えられる。しかし実際には、健診結果の判定に性差はともかく年齢差を取り入れているところはいまだに少ないのが実情ではないだろうか。

3. 健康度の個人差をどう判定するか

　上記のような集団としての分布を考えるとき、これまでは一時点の断面的な情報を前提に考えることが無言の合意事項になってきた。とはいっても、本項のように個人を単位にした長期的な観察を議論する場合には、個人間の格差を無視するわけにはいかない。図7に示すように、人は誕生してからの生育過程や成人後それぞれの生活環境の個人差がかなり大きく、各人固有の範囲の分布領域を持っている。なかでも職業による環境条件の違いは大きく、作業内容や取り扱い物質の影響、労働時間帯、労働時間の長さ、通勤時間、出張による環境の変化など、労働に関係する要素を含めて個人の健康を考えるとき、その格差はいずれも無視することはできな

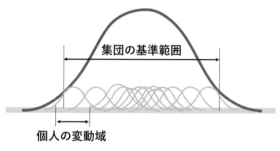

集団の基準範囲

個人の変動域

図7　集団と個人の変動域

い。これらのうち、労働環境の差と健康の関係に関しては「産業保健の目標の変遷」(49ページ) や「小規模事業場の産業保健」(72ページ) などでも触れたので、本項では誰にでも関係のある年齢などの経時変化と健康について、もう少し詳細に論じることにする。

(1)年齢差

　検査値の年齢差を観察してみると、いくつかの疑問が湧き上がってくる。例えば、肝機能検査の一種である γ-GTPの年齢による変化はよく知られている。男性のこの検査値の年齢別平均値のカーブは、通常40歳代をピークに、それ以前は年齢とともに上昇し、50歳以上になると反転して下降傾向となる。この現象に対しては次のようないろいろな解釈ができる。

①この検査値はそもそも年齢との間にこのような生理学的関係にある。
②飲酒が上昇の主因であるとしたら、40歳代の飲酒量がピークとなる。これには飲酒量が年齢に依存している場合と、 γ-GTP上昇が認められた人に対する保健指導の効果が含まれるかもしれない。
③40歳までにアルコールに耐性のない人が肝障害を発症し、健診

対象からはずれる（いわゆる選択バイアス）。

④40歳代の人と50歳代の人では世代や生活歴が違う（生誕年が違う：いわゆるコホート効果）。

　血色素系の検査値も加齢とともに下がるし、総コレステロール値は女性の閉経後の上昇が著しい。これらは環境とは関係のない、もともとある生理的な変化の可能性が高い。しかし、これも単にすべてを老化として簡単に片づけてしまうわけにはいかないだろう。生活環境条件によって老化は加速されるので、どこまでが老化の本質部分で、どこまでが環境による付加的部分かという疑問に対する答えを解明しなければならない。

(2)経時的変化

　このように考えると、「正常値」という概念は各検査項目によって違う特徴があり、その解釈は大変難しい。その結果、むしろ意味を付与しない大規模集団の実測値を参考値とする「基準値」が使われるようになった。しかし、そのように定義した基準値であっても、それが絶対的基準、つまりゴールデンスタンダードでない以上、例えば、ある集団の検査値が環境の変化を受けて全体として変わってしまった場合、その変化は生理的に受容できるものなのか、異常値として対策を講じなければならないのか、という議論に戻ってしまい、何が基準なのかがわからなくなってしまう。難しいから意味をつけない基準値を作ったわけだが、それを使う段になると結局同じ疑問に戻ってしまうのである。

　ここまで考えると、この問題を解くブレークスルーが見つからない限り、当分の間、検査の絶対値に対して医学的に固定した意味づけをするのは無理なのかもしれない。したがって、一定の限界を意識したうえで、あるときの個人別検査値を初期値・前値として、その後の動きを見る使い方が最も問題が少ないのだろう。疲労調査の

ように最初から個人差が大きくて絶対値では判断できないものは、負荷前の初期値に対する負荷後の経時的変化で判定してきたのだから、これは不思議なことではない。つまり、これからは同一個人の時間変化をもっと重要視することになるだろう。

　時系列データの判定法としては、まずは経時的なばらつきの程度を判定すること、次いで、上昇傾向、安定傾向、下降傾向などの経時変動の傾向を見ることが最もよく使われてきた。それ以外に、実際の解析は厄介だが、例えば季節によって変動する末梢血の検査値など、周期的変動からも重要な情報がもたらされる可能性もある。

(3)ばらつきの解析

　経時的判定方法の一つとして、私は以前からばらつきが重要な情報ではないかと考えてきた。有意な上昇が認められる前に、多くの検査項目で一定期間上下の動きが大きくなることが観察されている。したがって、標準偏差など簡単な指標を用いてばらつきの程度を観察していれば、病的な上昇が始まる前にそのことが予測できるかもしれない。これは生活習慣病と関係がある検査値の場合を想定したことだが、もし環境影響を見る特殊健診の場合には、作業環境の季節変動や生産量の増減による変動を見逃してはならない。

　検査値別に個人変動の大きさを調べると、平均値の大小にかかわらず変動幅がほぼ一定だという主張がある。もしこれが正しいなら、平均値さえ推定できればこの変動の程度を判定に利用することができるかもしれない。平均値の推定は3回くらいの測定値が蓄積すれば可能だろう。これは実際の健診データで実証できればよい課題なので難しいことではなく、利用方法さえ確立できれば相当の情報量増加につながるはずである。ただ、この変動の意味づけとなると、生理的変動か異常な変動か、あるいはランダムな変動か意味のある変動なのかを区別しなければならない。人は有機体として複雑なフィードバックシステムを持っているので、これを解明するには

システムモデルとしての捉え方が必要であり、メカニズムの真実に
迫るのは簡単ではないだろう。

⑷複数項目の関係

　ここまでは、検査値を個別・単独に扱った場合の話だったが、健
診では実際に多項目の検査が実施されている。もし2以上の情報を
同時に観察するとしたらどうなるだろう。

　コンピュータが普及する前は、多要因解析は簡単にはできなかっ
た。そのころ、グラフ用紙に棄却楕円というのを描いて2要因を同
時に判定する方法が用いられた。例えば、2つの検査値A、Bにつ
いて、Aを縦軸に、Bを横軸にとり、個人ごとの検査結果をプロッ
トする。それぞれの95％範囲の上限と下限を示す直線を引けば、4
本の直線で囲まれる長方形ができる。縦・横それぞれの方向で別々
に異常値数を数えれば、それぞれ5％である。しかし、異常者の合
計数は全体の5％を超えてしまう。どちらか片方だけ異常の場合が
あるから当然のことである。そこで、もしこの2つの検査値がお互
いに関係があり補完し合うものであれば、この検査を受けた人の
5％を異常とするのが正しいはずなので、直線で囲まれた領域では

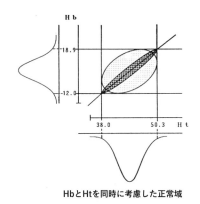

HbとHtを同時に考慮した正常域

図8　+X 棄却楕円の例

なく、両検査値を同時に判定する楕円形の領域の外か内かで判定することが行われたのである。この説明はやや込み入っているので図8に具体例を示した。

　複数の検査値を同時に考慮するとき、検査値同士の関係、つまり独立性が問題になる。われわれはこれまで多数の検査を導入してきたが、この独立性という観点にはあまり注意を払ってこなかった。もちろん、最近の疫学解析で頻繁に行われている多要因解析では、コンピュータによって有意の説明量を持つ変数だけが自動的に選択されるので、この独立性は十分考慮されている。しかし、健診項目の追加やコホート調査の企画のように、前向きの計画を立てるときに、項目間の関係について十分考慮しているとは言えないのではないだろうか。自ら汗を流して図を描いた時代のほうが、忍耐を要する長時間の作業を進めるなかで、棄却楕円やもっと複雑な多次元空間を想像するなど、データそのものに触れる機会が多かったような気がする。といって、今さら昔に帰れというのではなく、日々われわれが手に余るくらい扱っている検査データに親しんで、中に含まれている情報に対してもっと興味や畏敬の念を持ってほしいということである。

4. 健康情報の長期保存管理に関する課題

　上述のように、個人を単位にした長期にわたる健康情報を収集・活用するとなると、そのようなデータの帰属や異なる機関の間でのデータ交換などに多くの検討課題があることに気づく。そこでまず、健康情報の帰属や保存について考えてみることにする。

(1)事業者が所有する健康情報

　まず、「健康情報は誰のものか」という質問がある。普通の人が単純にこの質問だけを受ければ、おそらく「自分のもの」だと答えるだろう。個人情報保護法ではそれが正しいのだが、わが国の労働安

全衛生法制の世界ではこれがわかりにくい形になっている。

　わが国の使用者には、雇用する労働者に対する所定の健康診断の実施義務が課せられており、労働者にはその健診の受診義務が課せられている。そして、使用者には実施した健康診断の結果票（健康診断個人票）保存義務がある。通常の健診で5年間、じん肺、アスベストなどの特殊健診では30年以上の期間、保存しなければならない。そして事業者には受診者に対する健診結果の通知義務が課せられていることから、労働者本人が事業者と同時に自分の情報を保管することは可能である。このように保存義務は規定されているのだが、最初の質問である「誰のものか」に対する答えは明示されていない。この保存という行為には、事業者が安全配慮義務を果たすために情報を利用するところまで入ると解釈されている。専門家でない事業者が他人の健康情報を直接活用できるというのは、国際基準から見ると異例ではあるが、法律で決まっている以上、この部分は当面変えられないだろう。

　このような長期間の保存期間中に転退職した場合、あるいは保存期間経過後の健康情報の帰属や保存義務は明らかではない。上述の特殊健診の情報のように30年以上もの期間、保存するとなると、途中で転職する人をどのように追跡するのだろうか。以前のように学校を卒業後、直ちに入社してそのまま定年まで勤めあげるという労働慣行の下ではまだ意味のある規定であったが、転職が普通になり、一生の間に何度も就業先が変わる世の中では、健康情報を保存する以上、その継承についても制度化されない限り、どんどん現実との乖離が大きくなってしまう可能性がある。

(2)企業で取り扱うその他健康情報の取り扱い

　労働安全衛生法による法定健診以外に、通常の医療で生じる健康情報も産業保健で取り扱われることが多い。例えば、長期欠勤の後には復職に伴う産業医としての診断が必要であり、また、最近注目

されている両立支援などがその良い例である。これらの目的で、治療を担当した医療機関から復職診断に必要な健康情報の提供を受ける必要がある。しかし、その情報をその後どのように管理するかに関して法的な決まりはない。産業医にとって復職診断は当然の義務としても、もし事業場に診療所が開設されていなければ、その情報は産業医が医師個人の責任として保存しなければならないのだろうか。これが嘱託産業医の場合を考えると大変難しいことになることは想像に難くない。医学の専門家が不在の企業にどこまで医学情報の管理をさせるかについては、今後議論すべき問題であるように思われる。

　少し主題が変わるが、似たような問題として、健康保険組合の関与がある。最近、健康診断の結果情報を健康保険組合が管理するようになった。この仕組みの法的根拠は定かではないが、健康保険組合から健康情報を入手して、統計処理した結果を個人へ返す業務を代行する民間業者さえ存在している。目的は必ずしも悪いことではないかもしれないが、患者にとって医療費支払いのための手続きが必要なことまでは理解できるとしても、事業者に実施義務が課せられている健康診断の結果が、健診費用の一部を負担するという手続きとともに健康情報まで健康保険組合に管理されることを、労働者が了解しているとは思えない。

(3)転退職に伴う健康情報の継承

　企業間での移動に加え、定年退職後のことも考える必要がある。企業間の移動の場合、上述の事業者義務が課せられているので、原理的にはその法律の範囲で事業者間の情報継承を考えればよい。しかし現実には、転職する労働者にとって、転職先の事業者への継承手続きをどうするかはわからない人が大部分だろう。法規の解釈はさておいても、現実的に自分の健康記録を帯同して転職する人はいないだろう。また、これが退職の場合には、産業保健のシステムか

ら地域保健システムへの変更になるので、さらに円滑な受け渡しは難しい。

　健康情報はそもそも、最も機微な個人情報と位置づけられている。産業保健制度の現状を考えると、個人を単位とした長期間の健康支援制度の基本である健康情報の取り扱いに関して、十分な制度が準備されているとは言い難い。このような観点から、産業保健を基盤とした個人健康情報の取り扱いの改善に、これからますます力を入れていく必要があるだろう。つまり、個人を単位にした長期間にわたる情報の管理を、「健康情報は誰のものか」から始めて、健康支援という観点で整理し直す必要があるということである。

⑷ 長期健康情報の信頼性、精度管理

　産業保健分野で取り扱われる診療情報や産業保健活動から発生する健康情報に関する社会制度の整備が必要なことは上述のとおりであるが、個人的な情報を長期間にわたって保存・利用する場合、医学的な観点からも改善すべきことが多い。

　情報の質の点から見ると、病院等で取り扱う患者の診療情報は、個人別に極端な変化がある個別特性が強い情報である場合が多く、これに反して、産業保健情報は集団としての評価が可能な、安定した情報であることが多い。

　そこで、産業保健で取り扱う情報は、診療情報と比較して正確性、検査機関差、精度管理、経時的変化など、通常あまり意識されない側面に十分な注意が必要だと言える。特に、長期的な観点で健康情報を活用する場合には、情報の使用者が途中で変化する可能性が高いことから、今後これらの点に十分配慮した情報の蓄積が必要である。その前に本項で述べたような様々な法制度上の問題点を解決しておかない限り、目的とする長期間に及ぶ健康情報の比較評価は、絵に描いた餅と化すだろう。

《参考文献》
1　健診情報データベース研究会 編. 肥満，飲酒，喫煙の有無別の平均値±標準偏差.
　　In: 健診データハンドブック. 医学書院. 1993. pp80-90.
2　大久保利晃（主任研究者）. 健康診断の有効的活用に関する評価調査研究最終報告書
　　（2001年3月）. 平成11－12年度厚生労働省委託研究報告書. 2001.

産業医の判断

1. 就業上の措置に関する判断

　定期健康診断の有所見者に対して、医師から就業上の措置に関する意見を聞くという事業者の義務規定は、1996年の労働安全衛生法改正で導入された（第66条）。詳しい経緯は知らないが、この改正案に初めて接したときに、これは実にすばらしい内容だと感心したことを記憶している。私が今まで高く評価した法改正は、産業医を衛生委員会のメンバーにすることや専属産業医が構内下請けの産業医を兼務できることなど、すべて1996年の法改正に含まれていた。

　私がこの労働安全衛生法に基づく健康診断実施後の措置（以下、健診事後措置）に関する改正を高く評価した理由は、大きく2つある。まず、従来の健康診断の事後指導と言えば、要治療者の受診勧奨と要指導者への生活習慣改善指導と相場が決まっていたが、そうした業務であれば産業医より臨床医のほうがむしろ適任である。この改正で、健診結果と仕事との関係に着目した業務を法定業務としたことにより、初めて産業医の具体的必要性が示されたという意義を評価した。次に、労働者本人の責任に帰すべき生活習慣病予防のために、健診や保健指導の費用をなぜ事業者が負担しなければならないのかという疑問が根強くあったが、この改正はこの疑問にも明確に答えている点がすばらしいと思ったのである。

　さて、あれからすでに30年近くが経過した。私が応援するこの制度の現状はどうなのだろうか。全国的な実態調査で、企業単位で健診事後措置の実施の有無を尋ねた調査によれば、かなり高い実施率にはなっている。しかし、これは1企業に事業場が複数あっても全体で1例でも実施していれば「実施あり」と数えたものである。個々の事業場の内情を評価したものではないから、実態とはおよそ

かけ離れた数字であることに注意しなければならない。私が労働衛生機関や産業医に聞いた限りでは、実態はかなり厳しいものがある。専属産業医の場合、その後次々と導入されてきたメンタルヘルス・深夜業・過重労働対策などの新しい業務に追われ、本来の必須業務とも言うべきこの大切な業務に十分時間が割けないという。中小企業から健診業務を受託する労働衛生機関では、現在の健診費用ではとてもそんな時間は割けないし、そもそも産業医受託がほとんど進んでいないので担当できる者がいない、よしんば個別労働者ごとに就業上の意見を伝えたところで、事業者側にその意義を理解する能力も意欲もないのだという。

　産業保健活動は総合的なものでなければならず、また、それぞれの職場のニーズに沿ったものでなければならない。このことは本書でもいろいろな切り口から繰り返し述べてきた。したがって、健診事後措置についても「これを実行したから即満点」というわけではない。全体の産業保健サービスシステムにうまく適合したものでなければ、たとえ法規どおり導入したところでうまく機能するはずはない。そういう観点からすれば、THP（トータル・ヘルスプロモーション・プラン）をはじめ過去に次々と打ち出されてきた行政施策と同じく、それ単独で導入の有無を議論すること自体が間違いなのかもしれない。ただ、本項でこの問題をあえて取り上げたのは、少なくとも上述のTHPなどより基本的部分に位置づけられる活動だと考えるからである。つまり、もし健診後に行う就業上の措置さえ満足にできていないなら、あとは推して知るべしということである。それでも例えば「長時間労働の面接だけはしている」という職場があれば、それは「木を見て森を見ず」と言わざるをえない。

　健診事後措置の重要性を主張する人は以前から数多い。実際に現場を担当しているベテランの産業医には、他の業務を多少犠牲にしてでもこれを充実させたいと考えている人もかなりいるはずである。ではなぜ、法改正施行後30年を経た現在でもほとんど実施さ

れない現状が続いているのだろうか。それにはいくつかの理由が考えられる。まず最も根本的な理由は、科学的根拠に基づく措置基準が確立されていないことである。次いで、例えば配置転換が必要と判断された場合、新しい配置が適正かどうかの判断基準も不十分なものしか利用できない。このような医学的状況に加え、事業者が十分に必要性を理解していないことや、たとえ事業者が同意したとしても実際に職場内で実行するには制限業務に適した職種がないなどの制約が挙げられる。

　今日では、産業保健の判断論理は多くの場合相対的である。つまり、他の条件を無視してでも緊急に実行しなければならない絶対的措置の必要なことは稀で、「できればしたい」、「ほかに配慮すべきことがなければ実行する」というレベルのものが多い。生命への危険性が極めて高い高濃度の有害物が検出され、直ちに治療が必要な健康状態というような高リスク時代ではなくなり、健康障害は慢性化し、環境条件も慢性影響のみが問題にされるようになったからである。こうなるとすべての判断は他の条件との相対的関係の中で決まることになる。判断する立場から見た場合、より総合的な知識が要求され、すべての情報に基づく「判断学」を駆使できる専門家でないと正しい決定ができなくなる。高リスク時代には必要であった中毒やじん肺など個別分野ごとの狭くて深い専門家ではこのような総合判断や対応は不可能で、リスクアセスメントやリスクマネジメントの専門家が必要な状況になっている。

　したがって、就業上の措置を普及させるためには、まずは作業負荷と労働能力を客観的に測定評価する手法を開発し、それに基づく判断基準を確立することが必要である。同時に、そのような客観的データに基づく職務設計、作業編成の方法を明らかにして、リスクアセスメントにより最適な方法を見いださなければならない。つまり、配置転換は作業適正の一分野であり、基本的には同じ方法によるべきなのである。違いがあるとすれば、健診事後措置では多くの

場合、生活習慣病のリスクファクターと労働能力の関係に着目することであろう。

　最初の導入時には適正配置と同じ手順で取り扱われるとしても、その後の経過ではかなり違う配慮が必要である。というのは、就業上の措置においてはいったん適正配置された労働者に対し純医学的理由から作業制限を加えるわけだから、本人の理解が大前提であり、また時間的な要素にも十分な配慮が必要になる。言い換えれば、倫理的な配慮を加えた個別の手続きが必要だということである。簡単に「深夜業不可」などと一方的な判定を下し、永久にその労働者の権利を奪ってしまうなど言語道断である。人の健康はダイナミックであること、本人の当該業務への習熟・執着・希望などにより適正判断は刻々変化するものであることから、可能性がある限り制限措置の判定には期限を設定し、最初から再評価を繰り返すつもりで臨む必要があろう。

　どんなにすばらしい制度であっても、受け入れ準備ができていなければうまく機能しないのはどの分野でも同じであろう。就業上の措置に関しては、医学的にも上述のような今後解決すべき問題が少なくないうえに、雇用制度上にも関わる問題である。労働力の高齢化が進めば一病息災が普通であり、多くの労働者に対し健康診断に基づく日常的な就業上の措置判断が必要になる。労働力が不足状態では、新規採用者に対し、きめの細かい就業上の措置が必要になる。反対に雇用需給が緩んだ場合には、あえて就業上の措置まで考えて雇用を継続するより、市場からより適正の高い新しい労働力を確保しようという経営側からの圧力が当然生じるだろう。

　現時点では、産業医活動の環境条件にはまだまだ問題が多く、産業医業務の核心とも言うべきこのような業務が十分に展開できない実態にある。しかし、できないと簡単に諦めてしまうのではなく、これこそ産業医の専門性であることを理解し、遠からぬ日に本来業務で評価される産業医が増加することこそ、専門家としての産業医

が認められる道であることを明記しておく。

2. 臨床医学との境界

　今でも、医学生が産業医の進路を考えるとき最も悩むのは臨床医学との決別問題である。産業医科大学においても開学以来、学生や卒業生が産業医を進路として選択するときに、ほとんどの人たちがこの問題で大いに悩むのが常であった。医学部においては圧倒的多数の教員が臨床医学の専門家であり、多くの学生はこれらの教員の言葉に惑わされて、まずは臨床家としての専門性を身につけてから産業医になろうと決心してしまうのである。このようなアドバイスは第一線の指導産業医からも行われたこともあり、これは「その道の専門家」の話だけに説得力がより大きかった。これらについては「産業医の専門性とは」(11ページ)において詳述したとおりである。

　わが国では、若いころから専門性を自覚して産業医になる医師が、つい十数年前までは、30年以上にわたりほとんど途絶えていた。こういう状態では、先輩から経験や考え方を直接伝承される機会がなくなってしまう。また、この期間にわが国の産業は一大発展と変革を遂げ、労働者の健康問題も地域社会における医療資源の整備状況もすっかり変わってしまった。だから、第二次世界大戦終了直後からのベテラン産業医がいても、この急激な変化に遅れずに的確な産業医活動を追求し続けた人となると、ごく例外的になってしまうだろう。

　最近では、産業医科大学卒業生の産業医が誕生してから30年が経過し、次第にその活躍の様子が具体的に見えてくるようになってきた。それに伴い、産業医のことなど考えたことのなかった一般の臨床医が、突然産業医に転身してくるようにもなった。臨床医学に一心に精進して、専門領域に一定の自信と実績を積み上げてから、治療医学の限界を見て、突然予防医学に開眼したという話も聞いたりする。どんな経歴の人が産業医になってもよいわけだから、こう

いうことがあっても不思議ではない。

　このような場合しっかり押さえておくべきことは、せっかく転身したのだから、大部分が日々元気に働く労働者を対象にして、「病気探しの医療」に戻ってはならないということである。せっかく病人の治療から脱却して産業保健の領域に入ったのだから、労働者の健康増進に寄与する本来の産業保健を目指すことを忘れてはならない。

　今後、十分な臨床経験を積んだ医師が産業医になると、産業医の専門性は一気に向上し、新しい世代が形成される可能性がある。しかし、別分野で一応の専門を身につけてから考え方もアプローチもまったく違う分野に転身するのは、専門家育成を社会投資として見た場合、制度として奨励すべきことかどうかは疑問が残る。

3. 産業医活動の方向性

　「産業保健の領域」(37ページ) でも触れたとおり、産業保健活動の本質は「健康支援」が相手の主体性を最も重視した考え方と言えるだろう。詳細は「産業保健の領域」で述べたのでここでは繰り返さないが、産業医は産業保健専門家として、幅広いアプローチに対し、それぞれのレベルに応じて的確に対応できることが求められている。

4. 産業医の医学判断

　産業保健の対象者は、臨床医療の対象者と違い毎日出勤している労働者で、仮にどこか自覚症状や健康不安があったとしても、自立して日常業務をこなしていることを忘れてはならない。いずれの産業保健対応をとるときにも、対象である労働者は、患者と違って必ずしもわれわれの援助を求めてはいないのである。これに対し、病院や診療所の受診患者は、業務を続けるより健康問題のほうが大きいから、休業してでも訪れてくる。つまり、受診患者は症状や不安に対し、他人である専門家の援助を求めているわけで、ここに大き

な違いがあることを再認識しなければならない。このように、日常生活行動まで含めて医学的専門的援助を委ねられている場合には、管理や指導・教育という概念は必要である。そうでないところでは助言や支援が中心で、本人の意志により実行するのがあたりまえである。労働者の側から見れば、健康生活習慣の遵守というのは、あくまで生活の一部であり、また個々の生きがいや生き方に関わることで、自己実現を目指す過程の一つである。

　本人の主体性という問題に加え、労働者には就業という社会的な側面もあることを忘れてはならない。労働者というと自然に正規の無期限雇用者をイメージしがちであるが、大企業においても現場の労働者の就業条件は必ずしもそれほど恵まれているとは限らない。日本では多くの労働者がわれわれの想像以上に不安定な雇用条件で働いており、将来の健康問題よりまず来年の再契約を心配しているのである。健康上の理由で就業制限をつければ、それが理由で契約打ち切りになってしまう可能性もある。しかし、当然のことながら産業医にはそこまでの責任はとれない。つまり、最終的に決めるのは使用者と本人の責任であり、産業医はそれを専門的に支援している立場にあることを理解してもらえるよう努力しなければならない。

　医学教育でも最近、インフォームドコンセントや患者の自己決定権のことはかなり強く言われるようになってきた。しかし、長く続いた医療における医師中心の行動様式はそう簡単には変わりそうもない状況のなかで、われわれとしては産業保健の行動様式を整理して、健康支援が中心になるべき課題について、対象者に正しくその意義を理解してもらえるよう努力を続ける必要があろう。

5. 健康管理の範囲

　次に、産業保健における健康管理にはどの範囲までが含まれるかについて考えてみたい。これは産業保健でしばしば話題になるにもかかわらず、正解がない問題の一つである。したがって、本項では

少なくとも、「何が」、「なぜ」、健康管理の範囲について話題になるのかを検証するにとどめたい。

　まず、企業における健康管理の目的を確認しておきたい。労働安全衛生法で、事業者に産業医の選任と健康管理を義務づけているのは、「誰のための産業保健か」(28ページ)や「産業保健の領域」(37ページ)でも述べたとおり、「労働者個々人の健康」のためというより、どちらかというと「事業者の（健康安全配慮）義務」を事業者に代わって担当させるためである。だから、企業の健康管理は労働と関係ある業務を対象にするのが必須であるわけだが、ここで言う「労働との関係」の境界が極めて不分明であることが問題を難しくしている。先にも述べたとおり、ヨーロッパの多くの国のように特殊健診だけが法定健診であれば産業医の対象業務は自然と職業病となるが、わが国では一般健診も義務づけられており、就業適性の判断にその結果も活用するため、結局は健康全般に気を配らざるをえなくなる。

　ここまで言及すると、ある程度の臨床経験を経て産業医になった人たちがしばしば主張する、「現行の健診では健康度が十分に把握できないので項目を充実すべき」という考え方が思い出される。しかし、健診項目を増やしたところですべての健康チェックができるわけではなく、健診間隔の制約まで考えれば、このような発想で健康管理の質を向上させるというのはほとんどナンセンスと言えよう。

　すでに説明したように、作業適正の判断は、健康状態を含めた労働能力と、作業負荷の質と大きさの両者の組み合わせで決められることであり、結局は両者のバランスがとれた産業医の継続的な観察が重要となる。

　また、健康管理に診療を含めるとなると、まったく別の問題を考えなければならないことも、「産業保健の領域」で説明したとおりだ。産業医としてではなく主治医として得た患者の健康情報を、産業医としての就業判断に用いるべきか否かという疑問である。成人病検診や人間ドックなど、法定外の任意の健康診断や生活習慣に関

する問診、診療記録については、医師が業務上知りえた情報であり、事業者を含めた第三者に開示してはならないのが原則である。法定健診以外の情報をもとに就業上のことを決めたりすることは、この意味でも本人の承諾なしにはできないわけである。

　したがって、健康情報の使用はすべて本人の申告と承諾のうえであることが原則ではあるが、実務を進めるうえでは大変複雑な問題であることは理解できるだろう。

　あらゆる情報を用いることになると、産業医の倫理基準もまったく異なるべきであり、まず社会的な合意を求めるべき話である。例えば家族の疾病罹患の情報まで産業医が把握するのであれば、家族の疾病罹患と本人の雇用や、逆に長期の病気休業で解雇される場合の家族への影響など、現時点のわれわれの常識では判断の難しいことも関係するだろう。ただでさえ難しい倫理的配慮に、さらに要判断要素が加わることになる。

産業医の勧告権と使用者責任

1. 産業医の勧告権

　労働安全衛生法の第13条第5項で、「産業医は、労働者の健康を確保するため必要があると認めるときは、事業者に対し、労働者の健康管理等について必要な勧告をすることができる。この場合において、事業者は、当該勧告を尊重しなければならない」と規定している。また、労働安全衛生規則第14条の3で、事業者が産業医の勧告を受けた場合には、①勧告の内容、②勧告を踏まえて講じた措置または講じようとする措置の内容、③措置を講じない場合は、講じないこととその理由を衛生委員会に遅滞なく報告しなければならない、また、上記の①〜③について記録し、これを3年間保存しなければならない、としている。

　前項でも紹介したように、上記の「産業医の勧告権」に関する規定は1996年の法改正で導入された。改正当時は「産業医の権限が強化された」と歓迎する意見があった反面、「責任が重くなるのでうっかり産業医を受託できない」という慎重論もあった。また、「罰則がついていないので実質的効果は期待できない」という冷めた見方も聞かれた。

　もう一つ話題になったのが、「どのように勧告をしたらよいか」という現実的疑問であった。というのも、産業医活動のなかには、勧告と近似したものがたくさん存在するからである。例えば、職場巡視の要改善点を伝えるとき、健康診断の結果配置転換が必要になったとき、環境測定結果から指摘事項が生じたときなど、日常的に口頭・文書いずれかの形で様々な意見伝達が行われている。もちろん、一般論としては中身が重い場合に勧告という形をとるのだが、管理職にとっての責任や人間関係といった異次元の様々な問題が絡み、

それが職場によって様々なので、実行上のボーダーラインを決めるのが難しいのである。

　職場巡視で改善すべき点に気づいたときなど、「叱るより褒めよ」と教わるくらいなので、最初はなるべく事を荒立てないように、口頭で現場責任者に要点を伝えることから始めるのが普通のやり方である。しかし、次の巡視に行ってみるとまったく改善されていないことがしばしば経験される。産業医が専門的立場から助言をしても、それが生かされないことが多いので、こうした助言を伝えるときは、双方が助言の内容を確認したうえで記録文書を残すことが望ましいと言われている。たとえ勧告という形をとらないでも、文書に残すことで同等の効果が期待できる場合が多い。

　つまり、ボーダーラインは職場の状況と個々の産業医の経験や特質といった双方の組み合わせで決まるもので、教科書的にはせいぜい考慮すべき要素を解説するくらいのところまでしか一般化はできない。このような内容こそ倫理ガイダンスの守備範囲なのかもしれない。いずれにしても、「言った・言わない」ということにならぬよう、伝えるべきことは文書に残す習慣が必要であり、もし本当に法に基づく勧告をせざるをえない事態になったなら、記載の最後に「これは労働安全衛生法第13条第5項に基づく産業医の勧告である」旨の一文を入れれば、必ず正式な勧告として扱われるだろう。

　もし健康被害が生じてしまったら、産業医の責任はどうなるのだろうか。産業医業務を法的責任論から見ると、事業者責任である労働に起因する健康障害の未然防止に関し、事業者からの依頼を受けて専門的技術的立場から助言または代行し、事業者のいわゆる安全配慮義務による責任負担を未然に防ぐことが任務である。だから、そもそも産業医の助言または勧告の有無にかかわらず、産業医側に医師としての専門業務に重大な過失・過誤がない限り、労働者の健康被害の責任はすべて事業者に帰すると考えられる。例えば「一般社会から見た産業保健」(61ページ)でも述べたように、産業医の見落

としが被害の原因であっても、そのような能力しかない者に委託した事業者の責任ということになる。

　とはいうものの、現場での健康障害に関しては、産業医の医学的判定でほとんどすべてが決まってしまう場合も多いので、産業医が配置転換を決めたとか、産業医の判定で採用が決まったなどと思っている関係者は少なくないだろう。ときにそのような発言をする医師にお目にかかることもあるので、そう信じている産業医がいるのは間違いない。そういう私も以前に、採用可否を決める入社健診票の様式に記載された「採用：可・否」の文字に丸をつけさせられていたことを思い出す。もちろん、医学的判定は医師の責任でなされるべきだから、個別検査の判定だけでなく、いわゆる総合判定まで産業医の責任で行うのは当然のことであるが、このことと採用可否や職場配置の決定とは本来別のものだということを、しっかりと整理しておかなければならない。

　医学的判定は医師の責任だから、医学上の判定ミスの責任は当然医師に帰する。したがって、「健康診断の胸部X線写真で初期の肺がん像を見落とした」などというものはもちろん判定医の医療過誤に属するのである。医師にとってここまではわかりやすいのだが、これ以外に産業医固有の責任もある。今までは産業医に対する事業者の期待感が極めて未発達だったのであまり問題にならなかったが、本項のテーマである勧告権などと相まって、今後産業医の権限と責務が拡大すると、必ず問題になるのが産業医固有の責任であろう。裏を返せば、その部分が本当の産業医の専門性だということになる。

　産業医固有の責任の例としては、企画やリスクアセスメントに際しての判断などが挙げられる。もし今後、法規制が大幅に撤廃され、マネジメントシステムの導入により、個々の現場で優先度判断に基づく産業保健活動が導入されるようになると、産業医の判断は企業にとって、それこそ企業生命に関わる重大な業務となろう。

　産業医の勧告規定には、「事業者の勧告尊重義務」と「報復の禁止」が盛り込まれていることも一つの特徴である。一見周到な規定のようだが、これも実際には、期限つきの業務委託契約を結んでいる嘱託産業医の場合には、契約更新を拒まれれば事実上の解雇と同じことなので、もしこのようなことが現実に起これば、この規定は事実上効力がないことになる。

　産業医の保護規定の有無にかかわらず、今後産業医の存在感が増すにつれ、産業医の判断は難しくなり、また、事業者との対立も深刻化することがありうるだろう。産業医は孤立した専門家であるから、事業者のような組織を基盤に立つ人と対立すると、立場は極めて弱い。立場に負けて正しい判断ができないとすれば、それは双方にとって結果的に大きな損失となろう。

　この問題を解決する一つの方法として、第三者的立場で産業医の判断に裏書をするような専門機関の活用が考えられる。イギリスの倫理ガイダンス[1]では「同僚・先輩と相談しなさい」という書き方になっているが、現場には医療訴訟対策のために地域単位で相談に乗る機関が整備されているようだ。わが国の場合、現時点でこれに最も至近距離にあるのは、開業している労働衛生コンサルタントではなかろうか。ただし、今のコンサルタントの平均的レベルでは到底、こんな高度な任務には応えられない。ベテラン産業医が独立コンサルタントとして開業するようになれば、経験の浅い産業医の指導や第三者意見を述べるような機能が自然に活用され、それがコンサルタントの重要な使命に成長する可能性が予想される。

2. 労災の予防給付

　生活習慣病に関する一部の二次健診の費用負担を労災保険がカバーする「労災保険二次健康診断等給付」、いわゆる「労災の予防給付」が始まって以来、使用者、保険者、医師会、産業医の間で賛否両論が飛び交っている。社会的関心事である「過労死予防」とい

う大義名分があったので、労働者災害補償保険法（以下、労災保険法）の改正が必要なこの新しい施策が予想外に早く実現してしまったのだろう。関係者にこれほど賛否両論があるような問題にはなかなか腰を上げない役人が、この制度を一気に通してしまったのは、ほかにも何か理由がありそうな気がするが、今回の主題からはずれるので、それに関してはこれ以上詮索しないことにする。

労働者に対する健康配慮に関し、いわゆる安全配慮義務との関連で、以前から使用者側には「生活習慣病対策は自己責任で行うべきである」という主張がある。つまり、「直接的に業務起因性、関連性がある問題以外は、労働者の自己責任で行うべきである」という考え方である。このような議論は、安全配慮義務に関係する訴訟で企業側の責任範囲が拡大されたときに必ず話題になってきた。

労働基準法の規定では使用者に無過失責任が課せられており、たしかにこの原則下でエンドレスの安全配慮義務を追及されるとしたら、これまでの社会通念からは厳しすぎると感じることもうなずける。それだけではなく、安全配慮義務の範囲が無制限に拡大するということは、いくら注意しても予防不可能ということになり、安全配慮の意欲放棄につながるという問題もある。したがって、新たな規則を導入するときの手続きとしては、「責任の有無」という排反事象として議論するのではなく、因果関係の考え方に基づく議論が必要なことは確かであろう。

経営者の考え方としては、労働者の私的生活に関する部分は基本的に労働者の自己責任だというのが本音だから、人間ドックや健康増進のように労働安全衛生法で努力義務とされる部分に費用を出すとすれば、それは福利厚生の範囲で処理されることになる。福利厚生は、言ってみれば「会社の善意で与えるもの」である。あるいは、企業の対外的ステータスを誇示するために支出するもので、社長の高級公用車や玄関に飾る立派な盆栽と同じことかもしれない。

これが法的な義務であれば、社会的責任として捉えられる。直接

利潤につながらないことでも、社会的合意として、企業活動に際し最低限果たさなければならない義務ということになる。ただしこれはあくまで建前のことで、私の少ない経験でも、納得しているというより「嫌々出す」というのが本音の場合が多く、少し悪口を言えば、暴力団のショバ代やみかじめ料、お祭りのときに回ってくる奉加帳に近い感覚としか思えないような会話を聞くことも少なくなかった。

　二次健診の費用が問題になるより以前から、一般健診ですら「なぜ、使用者の費用負担なのか」という議論があった。特に、1988年の法改正で血液の検体検査が導入され、食習慣や運動習慣に関係する有所見が多くなり、さらに1996年の法改正でこれらに対する保健指導が努力義務となったあたりから、ずっとくすぶり続けてきた問題なのである。健診項目の法改正に際しては、医学的有効性の検討は十分だったとは言えないまでも、費用負担のあり方については労使双方で十分な議論があったはずである。私自身がそれに関与したわけではなく、直接そのような議論の場にいたわけでもないが、それがなければ法改正は不可能な仕組みになっているのだから、「はず」というより、そのような過程が当然あったと言うべきだろう。

　だから、このような法定項目に対してまで使用者が疑義を挟むのは、むしろその後の産業医側の取り扱いにも問題があったのではないだろうか。自分たちになじみのある項目が健康診断に導入され、臨床を専門とする産業医の多くが生活習慣と結びつけた指導に専念し、労働との関連性を忘れてしまった。こうして一般健診の結果を私生活の問題としてしか取り上げなければ、使用者負担で実施されなければならない理由に関する疑問が生じても仕方がない。

　労災の予防給付に関して、産業医側からも、「給付の基準を満たすような状態はすでに治療領域であって、予防的効果はあまり期待できない」との疑問がある。事実、この予防給付の進め方に関する

マニュアルでは、産業医の関与がまったく触れられていない。労働安全衛生法との関連は、「定期健診で異常所見があった場合」の、「医師からの意見聴取」のところで結びつくことになっている。つまり、二次健診を受診した労働者が任意で事業者に提出した結果に基づいて、産業医が就業上の意見を聞かれるわけである。深夜業の自発的健診にしても、この二次健診にしても、「労働者の任意」という概念が健康管理の過程の中に入る点が従来とは違う流れとなっており、十分な議論がないままにこのような体系が産業保健に流れ込んでくることに戸惑いを感じざるをえない。これが無責任な言い逃れのためのメカニズムでないことを願うばかりである。

　この制度は医師会では「予防給付」と呼ばれているが、労災保険法の改正法文では明らかに二次健診に限定しており、予防給付一般を認めたわけではない。もし予防給付と言うなら、職場巡視、委員会出席、年間計画、事後指導、健康教育などが対象になるべきであり、言い換えれば産業医活動そのものが対象になるべきである。二次健診については、前述の社会的合意にも不完全なところがあり、使用者の論理から労災で負担すべきかどうかに疑問が出てもおかしくないと思っている。

　努力義務となっている活動や、上述の福利厚生の範囲について、もっと前向きな説明はできないものだろうか。「誰のための産業保健か　6. ミニマムな活動とオプショナルな活動」(35ページ) で少し触れた健康投資のような捉え方でないと、われわれが納得できるような理解にはなかなか到達できないのではないだろうか。例えば、労働適性に関する業務は、共通 (最低) 責任というよりは、それによって労働生産性が改善され、最終的には十分利潤として回収できるものである。今後は、社会的義務という伝家の宝刀を抜く前に、できるだけ使用者の論理で説明する努力をしたほうが、すべてがうまく収まるのだと思う。

3. 企業の危機管理と産業医

　企業活動では大事故や経営危機など様々な問題に遭遇する可能性がある。近年の例でも、アスベストをはじめとする各種化学物質汚染、列車・航空機事故、爆発・火災、ビル倒壊、顧客情報の漏洩、株式の誤発注、設計・産地・その他仕様の偽装、製品のリコール、観客の転倒・圧死、放射能汚染など、記憶に新しい。産業保健職の任務はもちろん企業内部で働く労働者の健康保持増進にあるが、同時に、企業に所属する唯一の医療・健康専門家であることから、事故・危機管理対応への協力を要請されることが少なくない。技術・経営管理的な側面が中心となる予防対策にあっても、労働者の精神面の健康状態は、事故原因のヒューマンファクターと密接な関係があり、産業医の予防面での寄与可能性は少なくない。また、万に一つの事故が起こった場合、少なくとも緊急対応に専門職としての協力を求められるのは当然であるが、関係労働者の事故後の精神・心理的ケアも重要な職務となる。そこで、企業活動が遭遇する種々の危機と、それに対処する産業医の関係を考えてみたい。

　まず、事故・危機の内容は業種によって様々である。企業活動に伴う事故・危機を分類すると、①爆発、火災、建築物の倒壊、②化学物質の漏洩、③環境汚染（大気、水質、土壌）、④感染症（新型肺炎、結核、感染型食中毒）、⑤電離・非電離放射線、放射性物質漏洩、⑥交通機関の事故、⑦Product Liability関係（製品、情報、金銭取引、契約違反）、⑧従業員の倫理違反、背任・横領、ハラスメント、刑法犯罪・交通事故、⑨情報漏洩、⑩顧客の事故（運輸機関、観客・入場者の事故）、⑪社会関係（地域社会、マスコミ、風評被害）、⑫地震、台風、洪水、異常気象などの自然災害、が挙げられる。こうして整理してみると、いずれの項目にも具体的な事例やそれに関与した企業名が想起できるので、どんな業種でも、この種の事故・危機を経験する可能性があると言っても過言ではないだろう。

　したがって、産業医としてもふだんから対処の原則を考えて整理

しておかないと、いざ社内業務分担を決めるなどという事態に遭遇したときに的確な判断ができず、不要な誤解・不信や摩擦を招いてしまう危険がある。そこで、まず基本的なことから考え方を整理してみよう。産業医にとっては、産業保健活動が第一優先業務であり、そのための時間を確保したうえでなお余裕がある場合に、個々人の知識経験に応じて可能な協力をするというのが原則である。しかし、企業側から見ると、危機管理はより直接的に企業の収益や存続に関わる活動であると考えるのが普通であり、問題は簡単ではない。ここにまず両者間の齟齬・軋轢が生じる可能性がある。

　この業務への関わり方を考えるとき、事故の予防を考えるリスクマネジメント的なアプローチと、実際に事故が起こったときの対応を考えるクライシスマネジメントに分ける必要がある。後者については、緊急時ということもあり、唯一の医療職であれば法律的にも応召の義務に近いものであり、否応なしに関与することになろう。したがって、準備のためのふだんからの会議や訓練、マニュアル作りにも一定の時間を割かなければならない。このカテゴリーでよく耳にする問題は、主体的に担当すべき部署の存在やその能力の程度である。産業医が受身的に協力するだけですめば問題はないのだが、もしそうでないと次第に産業医の担当部分が増え、本来業務に支障をきたすことになる。このようなケースに個別に関わっていたらキリがないので、しかるべき責任者に担当部署の強化を勧告するという解決法を試みるのもよいだろう。

　予防的な活動としては、上記分類中②〜⑤の医学的専門的事項に関しては、最低限補助的に関わるのは当然である。これらに関係する業種の産業医は、ふだんから文献を集めるなり、必要な薬品機材をそろえておくなり、対処に必要な準備が必要である。この場合も、社内対応プロトコルの完成度は大きな要因で、うっかりすると丸投げされて、産業医としての責任範囲を超えて取り組まなければならなくなる。たまたま産業保健システムを構築しつつあるなど、産業

医にとって全社へのアプローチが必要なときであれば、このような
リスクマネジメントを積極的に引き受け、それを梃子として、産業
保健システムを同時に構築することも戦略の一つかもしれない。し
かし、経験の浅い産業医では、最初からシステム構築まで担当でき
ないので、経験に応じて関与すべき程度を決めなければならない。

　問題は、いつものことながら、小規模事業場である。一定規模以
上でないと、それこそ「起こるかどうかわからないこと」のために、
専任者を配置することはしないだろう。外部のコンサルタントに頼
む以外にはないわけだが、この場合には「嘱託産業医がどのように
連携するか」という、さらに厄介な問題に気づくのである。最終的
には、アウトソーシング先との連携がうまくいくかどうかは経営者
のポリシー次第であり、もし関心のない経営者の下で産業医を受託
するような場合、できる限りの教育に努めるとしても、最終的には
産業医自身のリスクを回避するために、産業医契約の破棄を検討す
る必要があるかもしれない。倫理的にそれが許されるかどうか、ま
だ検討の余地はあるかもしれないが……。

《参考文献》
1　大久保利晃(監訳). 英国王立内科医会産業医部会産業医倫理ガイダンス(第6版). バ
　イオコミュニケーションズ. 2009.

III

産業医・産業保健のさらなる発展をめざして

これからの労働

1. これまでの労働

　人類が「労働」を社会制度化して以来、労働は「きついもの」という受けとめ方が定着してきた。きつい内容として、単なる労働負荷だけではなく、文明の進展に伴い業務の専門技術化、分業化が進展し、それに伴い精神的な負担や、危険・有害物曝露など各種の業務特異的な労働のマイナス面が加わった。さらに経済構造の複雑化による労働条件の悪化という要素が加わったことにより、「きつい労働」は頂点に達したと言えよう。

　近年に至り、経営思想の改善が進み、事業活動そのものが労働による健康度の向上や生きがい創成などプラス方向の効果を模索するようになった。その具体例の一つが、わが国で導入された「快適労働」の施策と言えよう。

　当時の労働省が快適職場形成を施策の一つに採用したときの基本的な考え方は、「仕事による疲労やストレスを感じることの少ない、働きやすい職場の実現」という、比較的わかりやすい説明であった。しかし残念なことに、その後この基本理念のもとに、各職場にこの施策を普及させるため当時の労働省が発表した「事業者が講ずべき快適な職場環境の形成のための措置に関する指針」を見ると、快適職場形成は、作業環境改善、作業改善、疲労回復施設等の整備、トイレなど生活インフラの整備、の4本柱で進めることになった。後の2者はともかく、前2者はまったく従来の労働衛生対策そのままではないか、としか思えなかった。

　それでは、その後導入された快適職場形成事業の実例はどうだろう。私自身そう多くを経験しているわけではないので、見方が少し偏っているかもしれないが、環境対策として多いのが喫煙対策、工

場内緑化で、疲労回復その他インフラ整備としては、ロッカールーム、風呂場、トイレの改善などが大部分を占めている。これらはたしかに、従来の健康障害要因の対策では取り上げられてこなかった。その意味では、職業病が発生してから法整備して規制に乗り出すという後追い行政から一歩前進したとも言え、それなりの意義は認められよう。

　それでも、これらは私の思いにある「快適職場」とはかなり違っている。工場内緑化はともかく、ほかは不快な、あるいは有害な環境を改善するためのものであり、結局はマイナスを減少させるという範疇から一歩も出ていないと思うからである。つまり、「快適」というのは「不快適をなくすことなのか」という基本的な疑問は残ったままなのである。

2. 労働における「快適」の意味

　「快適」の英訳にはcomfortまたはamenityが思いつくが、この訳語を当てはめてみると、改めて快適職場の「快適」の語に疑問が生じる。つまり、快適というと、つい「うたた寝」をしてしまいそうな快適性、なんら心配のない安楽性、一流ホテルのレストランのような職員食堂、同じくホテルのロビーのような休憩室などを想像してしまい、これが本当の快適性なのかという疑問が残る。マイナスを減らすのでもなければ、無限の快適性追求でもないとしたら、快適職場形成の目的はどう説明したらよいのだろう。

　私の考えでは、まず、労働現場における快適性だから、単に普通の生活における快適性とは一線を画さなければならないと思う。つまり、無目的な快適性追求ではなく、労働生産性を高めるという枠組みの中での快適性追求であり、働きやすい、集中できる、創造力をはぐくむような労働環境の形成を目指すものではなかろうか。

　したがって、快適職場形成には「最適化の概念」が必要であり、また、目的性のある活動であるがゆえに、アウトプットを評価する

という機能も必須条件であろう。つまり、今後の産業保健活動の柱の一つに位置づけられるべきものであり、快適職場形成は科学的根拠に基づく計画的改善と科学的評価が不可欠だということである。ここまで考えてくると、ほとんど経験もデータもない領域という、産業保健ではいつも経験するブレークスルーの壁に突き当たってしまう。

3. 周辺領域の科学的アプローチに学べ

　それでは、このような視点の科学的アプローチは他分野にもまったくなかったのだろうか。この点に関しては、むしろ「病」を見てきた医学のほうが特殊だったのだと言わねばならないだろう。例えば、自動車の設計では、旅行、運搬といった自動車の目的に合わせた快適性・合理性追求の研究は、昔から不断に続けられてきたはずである。住宅の設計者たちは、発注者の生活パターンを十分に研究し、それに合わせた、より快適で健康な生活ができる家の建築を追求するため、関係する諸条件のデータ集積とその利用法の開発に努めてきたに違いない。最近の家庭用電化製品、その他家庭用品、洗剤などの便利な商品類はすべて、ある目的を満足させるための快適性を追求した結果であり、産業保健がこれら周辺領域の経験から学び利用できることは少なくないはずである。

　われわれの分野における快適性追求の特質は、新しい労働観に基づく、労働と健康の関係を視点に据えるべきである。新しい労働観とは、最近よく言われるように、自己達成感のある仕事、それによる高度な創造性・生産性の追求、そして結果的に得られる仕事に対する満足感である。これはなにも製造現場に限ったことではない。通常の事務作業でも、営業や企画といったいわゆる現場以外の労働にも通じることである。このようなすべての労働に対し、その促進に寄与する快適職場の形成こそが、求めるべき快適性ではないかと私は考えるのである。したがって、上述の自動車、家電製品の設計

などのような、ハード面への人間工学的アプローチだけではなく、デスクワークを含めたすべての労働を考えると、むしろ、仕事（課題）の与え方、評価の方法、チームワークの形成などソフト面からのアプローチがより重要になると考えている。

4. 快適職場指標の開発

　快適職場形成を考えるとき、工程の設計、職場環境、労働者配置など関連要素を総合的に考えなければならない。しかし、これは極めて多くの関連要因を総合的に評価しなければならず、われわれが経験した従来の方法では処理しきれないことである。そこで、新たに快適職場評価のための総合指標を作ることを考えてみた。

　まず、この指標は、労働者側、使用者側双方が共通して使える評価尺度である必要がある。産業医ももちろん活用できなければならない。この労働者側、使用者側の共通言語として用いられる快適職場指標の開発ができれば、両者の側からより適合度の高い就業機会実現のためのアプローチが可能になる。現時点での構想としては、この快適職場指標は5つの関連領域からの情報を結合させた総合指標とする。労働評価や新しい労働組織を創造するなど、総合的な判断をするときにはそのまま快適職場指標として用いるが、労働者個人の労働能力を向上させるとか、職場復帰の判定、要員計画策定など、個別領域別の情報を用いたいときには、5領域の指標を個別に使うこともできるよう設計する。

　この5領域としては、人的資源、精神健康資源、労働資源、作業条件、作業環境要因を考えており、まずは、それぞれの領域ごとに快適職場指標に用いることができる評価指標を開発しなければならない。各領域を簡単に説明すると、表6のとおりになる。

　まず、人的資源は、筋力・体力や瞬発力、継続性などで代表される身体機能、さらに感覚器の機能や、柔軟性、姿勢等が含まれる。健康に関するレベルも重要な情報であるから、現在の有病状態はも

表6　快適職場指標の5領域

1	人的資源	身体機能、感覚器機能、姿勢	《個別労働者単位で決まる要素》
2	精神健康資源	心理能力、チームワーク、意思疎通能力、労働価値観（人生目標、競争意欲、労働目標、経済的要請、社会的役割、興味）	
3	労働資源	技術レベル、作業速度、習熟度、知識、経験、総合力、段取り	
4	作業条件（個別職務ごとの評価）	労働負荷と労働条件	《労働、労働環境に関わるもの》
5	作業環境要因	温熱その他物理環境、職場環境の指標	

ちろんのこと、既往歴・残遺障害等も含まれる。

　精神健康資源には、精神健康度を基盤に、心理能力としての判断・予測能力や、人間関係、チームワーク、意思疎通能力等が含まれるほか、労働価値観・労働意欲も重要な要素である。これには、人生目標、競争意欲、労働目標、経済的要請、社会的役割、興味等が含まれる。

　労働資源は、労働能力であり、これまでに習得した個別技術に関して、技術レベル、作業速度、習熟度、知識、経験、問題解決能力、総合力、段取り等が評価される。

　ここまでが労働者本人側の条件となる。

　作業条件は、個別の職務ごとに評価・記述され、大きく労働負荷と労働条件に関わる要素が存在する。労働負荷は、職務負荷、労働身体負荷、感覚器負荷などによるストレスとして測定される。労働条件は一般的なもので、労働時間、職務評価・昇進・給与、労働の社会性・倫理性、職務配分、労働組織、労働指示・教育等が考慮されよう。

　作業環境要因は、名称そのままなので改めて説明の必要はないと

思うが、温熱その他物理環境、照明、騒音、職場立地、有害物、換気、気積、単位職場、パブリックスペース、ロッカー・休憩施設等が視野に入ってくる。

　このように、考慮しなければならない項目の数は、それぞれの領域ごとにかなりの数があり、それぞれの領域を代表させる一つの指標を作成するのは容易ではない。また、最終的な快適職場指標として5領域の情報を結合させるときに、どのようなウエイトをかけたらよいかについても、まったく次元の違うものを同じまな板に載せるという作業になるので簡単ではない。

　たしかに大変難しい作業ではあるが、快適職場指標のような総合的な指標が開発されれば、あらゆる年齢の労働者に適用可能であり、また、適正配置や復職判定にも用いることが可能になろう。これからの産業保健活動では、適正配置が重要な柱になると考えられるので、快適職場指標の開発ができれば、産業保健活動の学問的基礎が確立され、それに伴い産業医学の学問領域が明確になり、その結果、産業医の専門性がより明確になるだろう。

5. 効果的な適正配置の実現

　快適職場指標を活用した科学的評価をもとに適正配置ができるようになれば、労働者が感じるストレスを最小化することが期待できる。それだけではなく、仕事の達成感を得やすくなることから、精神的な意味での健康増進にも大いに寄与できると考えられる。また、労働者の高齢化により慢性疾患を抱えながら働く人も多く、長期間療養後の職場復帰事例も増加の一途をたどっており、最近では両立支援として適正配置が産業保健業務の重要な一角を占めるに至ってきた。職業病が多発するような環境が少なくなった現在、積極的な面でも、また、マイナスを最小化する意味でも、適正配置は今後の産業保健活動の中心になると考えられる。

　適正配置が効果をあげると、労働者の健康という観点だけではな

く、企業の生産性向上への寄与も計り知れないものがあり、産業保健活動の必要性を事業者に正しく認識させることになろう。

　適正配置を決めるためには、個々の業務の職務内容とそれに携わる労働者の労働能力の両者をできるだけ正しく把握できなければならない。しかしこれはあくまで基本であり、ある一時点の、いわば静的な側面における最低必要な要素である。職務の与えられ方やチームワークによって本人が感じる負荷は大きく変わるし、材料や道具の調子によって難易度も変わる。労働能力のほうはもっと複雑で、熟練による適性の獲得等変動要因がたくさんある。

　単純に近距離視力が落ちてきたから細かい仕事には向いていないと判断して、本人から叱られた経験がある。熟練すれば、視力がかなり落ちていても普通の人よりはるかに軽い負担で上手に仕事がさばけることもある。また、せっかく歩いてきた道を引き返すのは誰でも抵抗があるように、途中まで仕上げた仕事を適性がないからと途中でやめる人も少ないだろう。とはいっても、不適応であることがはっきりわかっている場合にそのまま放っておくと健康破綻をきたすおそれもあるので、どこでやめるべきかが大切な判断事項である。

　さらに、適正配置を実行に移すには、倫理上の配慮を無視することはできない。職業選択の自由は基本的人権ではあるが、企業内での配置は業務上の指揮命令権として、労働契約に基づき本人があらかじめ承諾していると解釈できる。したがって、健康上の理由で配置を決めたり変更したりするのは労働契約の一部として承認されているはずである。使用者側に課せられる安全配慮義務を履行するうえでの配置変更も同様の解釈ができる。適正配置を進めるには、このように入り組んだ関係を正しく理解していなければならない。

　倫理を守ることは本人の権利が侵害されないためという消極的な意味あいで解釈されているが、仕事の選択は人生観や生きる目的にも深く関係するものであり、達成感など本人でなければわからない

要素が多分に含まれている。したがって、適正配置に関する倫理としては本人の希望を最大限重視すべきであり、このあたりが適正配置業務を遂行するうえで最も難しい点である。

　もう一点だけ触れるとすれば、せっかくこうした複雑な要素を勘案して慎重に決めた配置も、時間とともに再評価しなければならないことである。年齢は最も大きな要素で、それに伴って健康度が変化するし、疾病にも罹患する。それまでしゃにむに働いていた人が狭心症の発作を起こして急に仕事への価値観が変わるなどということは、よくあることであろう。

　このように、適正配置は産業保健にとって極めて大切な活動であるが、前述のように、その科学的アプローチの第一歩として、作業負荷と個々の労働者の労働能力が客観的に測定できなければならない。労働能力には、体格や筋骨格機能で規定される体力や敏捷性などの運動能力、さらに精神的な持久力まで様々な要素が関係する。作業負荷を客観的に表すことも容易ではない。さらに、業務遂行面では倫理的考察も必要だし、時間経過をどう考慮すればよいかも検討しなければならない。こう考えると、このように大切な領域であっても、まだまだ学問的に整理ができているとは言えない。先に紹介した快適職場指標は、この状況を打ち破る試みである。将来はこの課題だけで一冊の教科書が必要だし、独立した学問領域として専門の研究室や学会ができても不思議ではない。そしてその成果を、産業医は基本的素養として一定レベルまで修得しなければならない。

6. 組織レベルのメンタルヘルス対策を追求

　最後に、このような前向きの産業保健を進めるにあたり、最近最も大きな課題になっているのが心理的な問題である。現在のようにストレス起因性の健康問題が職場の主要課題である以上、まずは個別のメンタルヘルス対策に追われるのは、やむをえないだろう。し

かし、われわれがここで忘れてはならないのは、産業保健活動のもう一つの特質は予防医学であり、さらにその先に健康増進の方向性追求という課題が待っていることである。

　過去、結核や急性中毒が労働衛生の主要課題であったとき、先輩たちは、発生した患者の治療・職場復帰に専念する三次予防の傍ら、早期発見（二次予防）、さらに環境対策（一次予防）にも力を入れ、短期間のうちに見るべき成果を収めたことを、われわれは忘れてはならない。ただし、当時多発した結核や急性中毒は戦争という特殊な経済・産業環境の影響を強く受けたことにより起こった問題であり、したがって、事態が改善したのは産業保健活動の成果というより、戦後復興に依存するところが大きかったのかもしれない。

　メンタルヘルスにおける負の健康問題も、多かれ少なかれ、時の経済・産業環境に影響される。現に近年、労働者の自殺が増加しているのは、不況と構造改革による失業と労働負荷の増大が大きな要因であることは間違いない。近年増加している自殺は、このような大きな社会的問題に起因する精神的なストレスから派生する様々な精神心理的問題の最終結末だと言える。自殺念慮者を早期に見つけ自殺を予防するのは、前述の分類で言えばまだ二次予防の段階であり、根本問題の解決策ではない。しかし、環境条件で増加するような自殺企図者には、いったん予防に成功すると、見違えるように前向きになる人が少なくない。また、もし職場で自殺が起こると、上司や同僚はもとより、企業全体や家族に予想以上の大きな後遺影響があることから、近年の自殺予防は、企業全体で見たときには三次予防としての意義が大きいとも言える。

　むしろ、その対応を考えるとき無力感にとらわれるのは、人格形成や性格障害に関係する問題である。また、精神心理的な労働能力の個人によるばらつきは、肉体的労働能力や環境科学物質への感受性の個人差をはるかに超えるものである。さらに特殊なのは、組織内の人間関係などで相対的に変動しやすいことである。このよう

に、メンタルヘルスは個人要因の占める割合が大きいため、従来の産業保健活動が経験的に作り上げてきた活動原理は、そのままでは通用しないことが多い。また、作業関連疾患や中毒などでも、病態が慢性的になればなるほど、心理的な要素を無視しにくくなる。このような観点から、メンタルヘルスがそれだけで独立した領域ではないことにも注目すべきであろう。

　このように、メンタルヘルスの世界は一次予防対策の導入が難しい領域である。しかし、それでも健康増進的な方向性はないものだろうか。上述のように、人の精神心理活動はダイナミックなものであり、しかも、個人と集団の心理には相互関係がある。一方、企業経営では、ZD（Zero Defects）や提案制度、様々な小集団活動など、これまですでにヤル気を起こさせる様々な施策が取り入れられてきた。その目指すところは、創造性や改善意欲を通じた生産性の改善であり、また、企業に対する忠誠心、帰属意識、愛社精神などの向上による組織の強化である。こうした活動が成功すれば、主体性の自覚、当事者意識の改善などを通じて、個人単位でのメンタルヘルスレベル向上につながる。組織を形成する個人が健全になれば組織協調性が向上し、結果的に集団レベルのメンタルヘルス改善にもつながるだろう。このように考えれば、今まで経営の一環として捉えられてきた人事管理のかなりの部分が、積極志向のメンタルヘルスが目指すべき内容と重なり合うことに気づくのである。これからは個別対策に追われるのみではなく、少し組織レベルでの積極志向も追求してみるべきではなかろうか。

外部産業保健専門家

1. 独立産業医と労働衛生コンサルタント

　産業医科大学第1期生が卒業し、卒業直後から専属産業医として活躍し始めて30年が過ぎた。このこと自体が、わが国の産業医の歴史で画期的なことだったが、彼らが就職後10年を過ぎたころから、専属産業医として就職した事業場から転職する人が出始めた。その人数は年を経るに従い多くなり、最近では転職3回目、4回目などという人も珍しくなくなった。こういう人たちのなかから、本題の外部産業保健専門家の一種である独立産業医（嘱託産業医）が誕生したのである。

　労働者数50人未満のいわゆる小規模事業場の産業保健活動を進めるためには、このような独立産業医が地域保健活動の一環として活躍するのが最善だし、正解はそれしかないと私は思っている。

　また、独立産業医と活動様式が似ている外部産業保健専門家である労働衛生コンサルタント（以下、コンサル）がある。コンサルについては本項の後半で詳しく述べるが、ここでコンサルと産業医の違いを簡単に整理してみよう。コンサルは、顧客（事業者、労働者、産業医など）からの依頼事項とそれに直接関連すること以外には関与しない。つまり、用のないときには事業場には行かない。むしろ、頼まれもしないことに首を突っ込めば、訴えられるまではないにしても、嫌がられることは必定である。それに対し、産業医は契約事業場で起こりうる労働者の健康問題には全責任を持っているのだから、問題が起きたときだけ出務するとか、頼まれたときだけ顔を出すとかでは困るのだ。むしろ、問題のないときでないと落ち着いて組織的予防活動に専念できないという認識こそが必要である。

2. 独立産業医の活躍の場

　独立産業医の議論をするとき、その顧客としては、専属産業医の選任義務がない労働者数1,000人未満の事業場がまず想定されるが、将来的には産業医選任義務自体がない50人未満の事業場も視野に入れることになろう。また、産業医の生涯キャリアを考えるとき、今後は1人の医師が1か所の事業場に専属産業医として生涯勤務を続けるより、適当な間隔で交代するほうがよいとも考えられる。だから、企業外で活躍する独立産業医が一時的に専属産業医としての契約を結ぶことも起こるかもしれない。つまり、産業医側から見ると、独立産業医とは、その時々によって異なるが、すべての業務時間を使って、1か所から最多で30～40か所くらいの事業場を担当する、企業外常勤産業医ということになる。

　このような業態の産業医は、これまでほとんど類例を見なかった。そこで、独立産業医制度について、事業場側、産業医側それぞれにとっての利点・欠点を考えてみたい。

3. 事業場側から見た独立産業医の利点と欠点

　まず、事業場の側から見たときの最大の利点としては、労働者数あるいは業態からくる業務量に応じた産業医サービスを過不足なく確保できることである。また独立産業医の場合、最初に必ず業務契約を結ぶわけだから、契約更改には業務評価が自ずと前提となり、約束した成果があがらないようであれば契約を解消することができる。これまで産業医に対する事業場側からのクレームでは、辞めてほしいのになかなかそれを言い出せないというものが多く、そのまま何年もマンネリ状態が続くというケースが少なくなかった。

　欠点としてはその逆で、産業医と意見が合わなければ辞められてしまうので、突然の交代による空席や業務の不連続が生じる危険がつきまとうことが挙げられる。そのリスクの程度は時々の産業医の需給関係に大きく依存してくる。また、アウトソーシングがあたり

まえになって以来、一般的にあまり言われなくなった企業に対する帰属意識の面でも、「思いどおりにならなければいつでも辞めてやる」ということになりがちで、当然のことながらあまり期待できない。終身雇用制度では最強であった指揮命令権も弱くなっている。企業への忠誠心のようなものは、良い意味でも悪い意味でも、専門家倫理に照らした範囲を超えることは期待できない。

4. 産業医側から見た独立産業医の評価

　産業医の側から見た場合はどうであろうか。業務量に関するメリットとしては、自らの事情によって契約量が決められるため、過重にならず、好きなだけ受注することが可能になる点が大きいだろう。例えば、研究に割く時間の確保が容易になり、妊娠・出産などのライフステージに合わせて受託量を調整することもできる。また、上述のように、ミスマッチだと認識されれば、専属の場合に比べて簡単に辞められるという利点がある。

　反面、事業者側の一方的な判断で契約が解除されることも起こりうる。産業医が最も考えなければならないのは、身分の安定であろう。独立する以上、退職金は期待できないし、年金も公的年金しか保証されない。また、正社員なら通常保証される病気休業の補償もなく、これらに対してふだんから自分で備えておかねばならない。さらに、自らの業務による瑕疵（欠陥、失敗、判断ミスなど）に対する損害賠償などの責任は、今後だんだん無視できない問題になるのではないかと危惧している。将来的に産業医の供給が充足してきたときには、契約の維持や必要業務時間の確保が次第に大きなストレスになるかもしれない。そういう時代になれば、仕事上の対立があった後などの契約更改には神経を使うだろう。また、大企業の専属産業医ですら、産業医の立場に対する社会的評価はいまだに十分とは言えず、ましてや独立産業医ともなれば、一般的な社会的評価が定まらないという悩みが当分の間続くだろう。

　このように両者の利点と欠点を対比して考えてみると、少なくとも現時点では、独立産業医はむしろ企業にとって有利であり、産業医には不利な側面が多いように思える。

　それではなぜ、独立産業医を目指す人が増えつつあるのだろうか。簡単に言えば、企業の産業医・産業保健に対する期待や評価の改善と比較して、優秀な産業医の増加のほうが相対的に早いためだと考えている。つまり、産業保健を活性化すれば大きな経営効果が期待できるはずなのに、企業側がそれを十分にわかっていない。そのようななかで、産業医はどんどん経験を積み、十分な貢献ができる自信を深めてきた。しかし、その能力を十分に評価も活用もしてもらえないというジレンマから、それならむしろ、問題意識を持った企業に対し、要求された成果を的確に返していくコンサル的立場のほうが仕事の満足感が得られると考えるのではないだろうか。もっと具体的な事例として、産業医としては十分な成果をあげたのに、他職種と比較して当然受けるべき昇進や評価がされないという状況に見切りをつけて、独立の道を模索するということも少なくないのかもしれない。

5. 独立産業医のあり方

　今後、独立産業医がどのように市民権を得ていくのかはまだ見えないところが少なくないが、上述のようなリスクはその過程で解決されなければならない。問題点の解決方法の一つとしてすぐに思いつくのは、グループプラクティスである。複数の産業医が組合のような組織を作り、その中で業務の調整や情報提供、情報処理などの実務を共同で処理し、また修練・研究なども行うという図である。コンサルの場合にもこのようなグループは必要であり、産業医とコンサルの関係を考えると、大きな傘の下に、一方に産業医、他方にコンサル組織を抱える大規模なグループの誕生もありえよう。

　ただ、産業医が独立する理由として、「組織に縛られたくない」と

いう動機もあるはずで、グループや組合を作るということは、このような欲求に反するものであり、すべての独立産業医がグループプラクティスのような組織に行くとは限らない。今後、外部の独立産業医がどのような形で発展していくのか、大変興味のあるところである。

6. 産業医の活動時間と選任基準

独立産業医の活動様式が社会的に公認されるには、基準になる活動時間の目安が決まっている必要がある。現行基準では、労働者数50人以上999人までの事業場には非常勤の産業医1人の配置でよいわけだが、選任された産業医を産業保健活動に投入する時間が定義されていない。あるいは、労働者数3,000人以上の事業場の場合、どんなに多数でも産業医の最低基準は2人でよいという法定基準から派生する問題である。この状態で産業医契約をしようとしても、活動時間をどう決めたらよいのか判断基準がない。これまで、産業医の選任有無については数多くの調査がされてきたが、産業医が実際に事業場でどの活動にどれくらいの時間を使っているかについては、ごくわずかな調査しかなく、その実態はほとんどわかっていない。

日本医師会の産業保健委員会では、数多くの契約、例えば10か所以上も産業医契約を受託している医師のことを問題にする発言にしばしば出くわした。発言者の真意は、1人で引き受けられる上限を決めようということである。たしかに、実際には出務不可能な数を引き受けている医師がいるかもしれないが、そういう議論をする前に、医師の全労働時間の中で産業医活動にどれだけの時間を投入しているかを問題にしなければ、一概に「多すぎる」とは言えないだろう。むしろ私の知るところでは、たくさん引き受けている医師のほうが実際に産業医活動をしていたケースもあり、いわゆる「名目産業医」よりはよっぽど良いと思ったこともあった。

　また、大企業では外注や分業によるスケールメリットの追求が進み、産業医1人あたり数千人の受け持ち数というのはざらにあるし、極端な例としては、会社の評価を得たいあまり、産業医自身が同じ産業医のリストラの先頭に立ち、「従業員5万人を自分1人で見ている」と自慢する医師に出会ったこともある。私は、数千人以上の規模の事業場は、それ以下と比べてかえって産業医過疎状態にあるのではないかとも考えている。

7. 産業医の標準的活動時間の推計

　以上に挙げた問題が生じるのは、選任基準または産業医契約に産業医の活動時間が考慮されていないことに起因している。同じ非常勤産業医でも、労働者数100人規模と300人規模の事業場を比較したとき、後者は3倍の時間を使わなければならないのは誰でもわかるだろう。また、労働者数3,000人まで常勤の専属産業医1人が必要なら、9,000人では3人以上必要というのはあたりまえの理屈である。

　産業医の活動時間が検討された最初の公式の場は、1996年の労働安全衛生法改正に向けて1991年6月に設置された、労働省の「産業医のあり方に関する検討会」（1992年3月報告：館正知座長）であった。この直前に、私が労働者数に応じた産業医の選任を主張する論文[1]を専門誌に発表したことから、この委員会でもかなりの時間をかけてその内容を検討し、産業医の選任に際しては「産業医職務投入時間」を考慮に入れるべきという結論が答申に盛り込まれた[2]。こうした経緯を受けて1996年に労働安全衛生法の改正が行われたのだが、産業医の選任基準に関しては、「労働者数50人以上」を「30人以上」に下げることも、労働者数に比例させることも見送られてしまった。そして、基本研修の修得を産業医の選任要件とすることだけが採用されたのである。このとき、小規模事業場への選任拡大を見送る代わりに、5年後に再度、制度を見直すことが国会

の付帯決議に盛り込まれた。

1999年度に、この見直しのための検討会（小規模事業場における健康確保方策の在り方に関する検討会）が労働省に設けられ、私が座長を務めた。その答申[3]では、労働者数50人未満の小規模事業場における産業医選任基準を一律に下げるのではなく、事業場の特性に応じて5種類の産業医確保のアプローチから選択することを提案し、契約に際して企業規模に応じた活動時間を確保すべきことを付言した。

2002年度になって、その提言を具体化すべく、労働福祉事業団に産業医活動時間に関する検討委員会（小規模事業場産業保健活動指針等検討会産業保健推進分科会）が設置され、これも私が座長を務めた。その報告書[4]では、産業医標準活動時間の推定に2通りの方法を使った。

第1の推定は、産業医学振興財団が2002年に実施したベテラン産業医137人を対象にした意見調査[5]で得られた、労働者数30〜49人規模の小規模事業場を想定した業務別必要時間に関する回答の平均値を利用して試算したものである。その方法は、まず産業医活動時間を、委員会出席や職場巡視など事業所単位であまり変わらない時間と、個々の労働者ごとに時間がかかる健康診断結果に基づく事後指導などの時間に分ける。後者について、労働者1人あたりに必要な時間を推定して、労働者数50人未満規模の事業場に対し、規模10人単位ごとに両者を合計した年間標準契約時間を推定した。

第2の推定は、専属産業医の選任に関する法定基準が、労働者数1,000人から2,999人まで1人であることから計算するものである。1人の産業医の年間労働時間を1,800時間とし、産業医の研修、研究、社会活動等に充てる300時間を差し引いた1,500時間を産業医活動に充てるとすれば、年間で3,000人に対処するためには労働者1人あたりに対し0.5時間を割くと計算される。そこで、上記の財団調査で企業あたりの固定活動時間が年間約15時間と推定されて

表7　産業医の年間出務時間の試算（労働者数に比例）

事業場規模 人	出務時間 労働者1人あたり分	（年間）企業 1社あたり時間	最大受持 人数	受持 事業場数
1～29	40		2,250	―
30～99	30	36	1,800	17～29
100～299	30	48	2,270	7～15
300以上	30	72	2,850	1～6

　いることから、15＋（0.5×労働者数）を年間標準時間としたもの
で、事業場規模10、20、30、40、50人に対し、年間契約標準時間
はそれぞれ20、25、30、35、40時間となった。このような調査を
基にして、表7に示すような選任基準を試作した。この方法では、
30人規模までは事業場あたりの時間をとらず、単純に労働者1人
あたり時間数の合計から受け持ち人数を計算し、それ以上の規模で
は、規模に応じた事業場あたりの時間と労働者数に応じた時間を計
算して合計する方法をとっている。
　この基準は、ヨーロッパの例ともだいたい一致している。フラン
スでは有害業務の有無で基準を変えており、わが国においても今後
のデータ蓄積により、業種（製造業、外交、出張、派遣、交通・輸
送、交代勤務）、労働者の性別・年齢構成、事業場の立地条件・分散
度等による係数を決めることが可能である。ただ、あまり細かい計
算をするのは本来の目的ではない。そもそも共働者の有無やその能
力によっても違うし、業務内容・範囲（外来、個別相談）をどこま
でやるかによっても違う。復職、配置転換、両立支援等の対象者数
が多ければ個別相談時間は増加する。まずは産業医選任の最低基準
の導入が進み、活動時間を考慮した契約習慣が普及することが前提
で、契約時にその内容を話し合ったうえで個別に決めるのが究極の
姿ではないだろうか。

8. 労働衛生コンサルタント（コンサル）とは

　「コンサルと産業医の違いを述べよ」とは、私が試験官をしていたところ、よく用いた質問であった。もちろん、こんな簡単な質問に答えられなければ合格はおぼつかないのだが、かといって、明快に答えられた受験者もそう多くはなかった。コンサルという専門家がわが国にまだ定着していなかったため、受験者といえどもその専門性の意義に関して十分イメージできなかったからだろう。

　上記の質問に対する最低限の正解は、「コンサルの名称を用いて、事業者の求めに応じ、報酬を得て安全衛生診断や指導を行う」という法規上の定義である。しかし、今の試験レベルに合格した者に対し、果たして報酬を支払ってまでも相談したいという事業者がいるだろうか？というのがまず問題である。この制度ができてすでに50年以上が経過しているが、残念ながらいまだに、コンサル業だけで生計を立てている者はごく少数にとどまると推定されている。

9. コンサルの最初の大仕事

　1998年に国立大学の独立行政法人化があったときは、多くのコンサルが予想外の仕事にありついた。それまで国立大学の職員は国家公務員であったがゆえに人事院規則が適用されていたのが、独立行政法人となり労働安全衛生法が適用されることになって、改めて労働衛生管理体制の再構築が必要になったからだ。人事院規則では産業医の選任は不要だが、相当する健康管理医がほぼ同じ業務をしていたはずであった。しかし、実態はかなり杜撰（ずさん）だったらしく、あちこちに不備が見つかり、結局、体系的な見直しが必要になって、多くの大学からコンサルにその仕事が発注されたのである。

　民間企業だと、このような場合でも直ちにすべてのシステムを構築するところは多くはないだろうが、国立大学は元が国家機関なので法律を破るわけにもいかない。かといって、あの分厚い労働安全衛生法をすべてにわたって自ら点検したうえで、相互矛盾のないシ

ステムを一度に作れる専門家は内部にいない。ということで、やむをえず外注されたものだろうが、よく考えてみると、これこそまさにコンサル的な業務の典型例ではなかろうか。

10. コンサルの仕事

　コンサルの仕事には、上記の衛生診断や指導、システム設計・構築以外に、本来の業務がまだたくさんある。思いつくままに挙げると、保健計画の企画、調査、鑑定、組織および専門家個人の業務監査、訴訟対策、セカンドオピニオンなどが考えられる。以下に順次、どんな内容が想定されるか説明しよう。

(1)計画立案

　まずは簡単なところで、例えば従業員の喫煙率を下げる計画を立てたとする。その戦略はいろいろあり、企業ごとの背景要因の違いを考慮した場合、どの方法が最も費用対効果の点で優れているかは、経験者でないとすぐにはわからない。このように比較的すぐに答えが出せるような企画立案の面でも、コンサルはもっと活用される余地があるだろう。

(2)システム設計

　上記のような国立大学の例や、最近注目されているマネジメントシステムの設計・構築は、仕事の規模としては最も大きく、大変ではあるが、それだけにやりがいがあると言える。企業が新たに工場を設置する場合等に同じような事例が想定されるが、これが特に海外に新設する場合には、法律や社会資源の活用の点で国内の場合とはまったく違うので、単なる情報だけではなく当事国の専門家とのネットワークがないと十分な仕事はできない。システム構築は失敗の許されない仕事で、万が一計画どおりに機能しないと、経済的に莫大な損失を伴うことになる。今後のコンサル発展のためには、失

敗による損失補償の制度や仕組みを整備する必要があるだろう。

(3)調査・鑑定業務

　調査や鑑定の仕事は、内容としてはよく似ている。事前であれば、ある課題についてのリスクアセスメントであり、事後の場合には鑑定や意見書となる。大部分の手法としては疫学的アプローチが用いられ、用量反応関係や因果関係の推定に基づく結論が最終レポートとなる。フランスでは、産業医学の研究室は法医学から分岐したものだと聞いて驚いた記憶があるが、法医学で担当してきた疾病の業務上外の鑑定がだんだんと専門分化して産業医学の体系ができたのだという。

(4)監査

　監査はわが国ではまだ根付いていないが、マネジメントシステムの第三者評価や各種の評価が急速に導入され始めたので、事の是非はともかくとして、比較的早い時期にあたりまえのこととして普及するのではないだろうか。これから産業保健サービスのアウトソーシングが進むと、外部専門家の仕事を誰かが評価しなければならない。内部に専門家がいればよいが、産業保健業務をいったん外注してしまうと、内部には発注先の専門家と対等に渡り合える専門家は最早（もはや）いないわけだから、信用のできる監査を外部委託できる仕組みができていないと、何をされてもわからないことになってしまう。

(5)専門家の評価

　今までにも、専属産業医や嘱託産業医が明らかなミスマッチだと認識されても、解雇や解約ができず困っている例が少なくなかった。今後は第三者評価により、契約内容が十分に履行されていない場合、解雇や契約破棄が検討されることがあたりまえになるだろう。このようなプログラム、システム、専門家の監査は、これから

のコンサル業務の柱の一つになるだろう。

(6)訴訟対策

　訴訟対策の必要性は、産業保健分野で将来どれくらい訴訟が増えるかによる。現在でも参考人として裁判の場に立つことを受託する人は多くはないため、そのような場合、当事者は大変苦労している。裁判では科学者としての考えと依頼人の立場との関係があり、法律解釈における弁護士と同じような立場がとれないので、必要性はたしかに増加するだろうが、どのような形でその仕事を引き受けるのがよいのか、私にもわからないところがある。ただし、アメリカで産業医学と環境医学が急接近して、ベテランの産業医が環境医学のコンサルとして開業した経緯には、企業の環境関係の訴訟に協力する形で高額の収入を得るようになったという事実があることは確かである。

(7)セカンドオピニオン

　最近の臨床医学では、急速にセカンドオピニオンを求めることが常識になった。産業医学の場合は、多少事情が違うかもしれない。例えば就業制限に関する判定は、労働者本人からも事業者からも疑義や係争を提起されるおそれがある。フランスでもイギリスでも産業医がこのような危惧を感じた場合、第三者機関が産業医の判定に裏書きする制度がある。産業医の判断は多くの場合、孤独な状態で行わなければならないので、責任が重くなればなるほど誰かに相談しないと安心できないという状況が生まれるだろう。こうして考えていくと、現在はある意味で、なんと「ハッピーな状況」だろうかと気づくのである。まだまだいい加減な仕事が通用しているとも言えるし、また、産業医の専門性がそれほど高く評価されていない証拠でもある。

11. 優秀なコンサルの養成

　上記のような、いずれをとっても高度の専門性を要求される仕事を安心して任せられるようなコンサルは、どのようにしたら養成できるのだろうか。遠い将来にはコンサルを第一歩から養成するというプログラムもできてくるかもしれない。しかし、コンサルは場数を多く踏むことが必須要件であるから、現在のようにコンサルの仕事があまり多くない状況の下で、最初から専門性の高いコンサルを養成できるわけはない。「産業医の生涯とキャリア形成　3. 産業医にとっての最終目標とは」(6ページ) でも述べたように、産業医の生涯キャリアとして、コンサルは魅力的な目標の一つだろう。当面は学会専門医資格を取得した産業医が、産業医としての仕事の経験を地道に積み重ねる以外にはない。

　もちろん、コンサルとしての業務を進めるうえでの標準的手順は、早いうちに確立されなければならない。また、コンサルの業務は中立性・独立性が命であり、それだけに最も倫理性が要求される。そして、依頼人のニーズを的確に把握して、最も効率的な方法で業務に着手し、できるだけ短時間で仕上げるスキルがなければならない。これらをこなすには、繰り返しになるが、なんといっても事例の蓄積が重要であり、そのような経験を通じてこそ真のプロが誕生するのだと思う。

　ただ、コンサルの性格上、原則として組織に所属せず独立して仕事をするわけだから、業務を進めるうえでの社会的立場を作るのは容易ではない。意見の対立の狭間に立つ可能性が高く、顧客に対して迎合や妥協を迫られることも少なくないだろう。その場合、正しいと思うことを主張すれば顧客の足が遠のく可能性もあり、迎合すれば己の信念を裏切ることになる。したがって、一人前になるためには、その前になんらかの手段で十分な社会的信用を勝ち取り、強固な立場を作っておかなければならない。養成プログラムと言えば聞こえは良いが、結局その本質は、尊敬できる先輩の下で経験を積

み、ある時点で「のれん分け」をするような古くからある形以外には、社会的信用を確立するのは難しそうな気もしている。

《参考文献》
1 大久保利晃. わが国産業医制度の現状と改善の方策. J.UOEH(産業医科大学雑誌). 1990; 12(2):269-282.
2 産業医のあり方に関する検討会報告. 産業医学ジャーナル. 1992; 15(4):5-25.
3 大久保利晃. 「小規模事業場における健康確保方策の在り方に関する検討会」報告書について. 産業医学ジャーナル. 2002; 25(2):4-11.
4 労働福祉事業団. 小規模事業場産業保健活動指針等検討会産業保健推進分科会報告書. 労働福祉事業団. 2003.
5 産業医学振興財団. 産業医活動に関する調査報告書 ―産業医活動の実態及び小規模事業場の今後の産業医活動の在り方に関する調査―. 財団法人産業医学振興財団. 2002.

産業保健を支える専門家たち

1. 産業保健現場担当者

　ここまで主として産業医側から見た産業保健の方法や専門性などについて記述してきた。本項では、産業医と一緒に働く各種専門職について述べることにする。

　事業場規模が労働者数50人以上になると、労働安全衛生法で様々な産業保健関連専門職の選任が義務づけられているので、個別の事情による実態の多様性はともかく、関係する専門職の種類や人数はある程度決まってくる。これが、労働者数50人未満の事業場では安全衛生推進者の選任以外には法的な決まりがないので、企業規模や業種、所在地や事業者の考えなどによって安全衛生担当者の実態は千差万別で、産業保健業務の進め方も企業によって様々である。こうした企業規模に関わる条件以外にも、地域特性や時々の人材の有無による違いも大きい。

　このように、企業による条件差は大きいが、実際に現場で活躍している専門家を資格面から見ると、最も基本になるのが衛生管理者である。衛生管理者は現行労働基準法ができたときに誕生し、法定の選任義務は労働者数50人以上規模の事業場に規定されている。小規模の事業場で専門家をおくとしたら、まずこの衛生管理者の選任が最初となり、労働衛生で最も基本になる専門家とも言えるだろう。

　衛生管理者の資格区分としては第一種と第二種がある。いずれも国家試験に合格しなければならないが、受験資格は学歴ではなく実務経験を中心に決められている。第一種衛生管理者免許を有する者はすべての業種の衛生管理者になれるが、第二種衛生管理者は有害業務を取り扱わない事業場においてのみ選任できる。法律が定める職務は、労働者の健康障害を防止するための作業環境管理、作業管

理および健康管理、労働衛生教育の実施、健康の保持増進措置など
と専門性が高い表現となっているが、実態はいずれもごく入門程度
にとどまる。零細企業では衛生管理者すらいないわけで、総務関係
の担当者が衛生推進者として他の業務の片手間に担当しているとこ
ろが少なくない。

　これまで多角的に述べてきた「産業医」の専門性は、ここで述べる
衛生管理者や推進者の上位に位置づけられる。したがって、たとえ
非常勤の産業医であっても、中小企業においては衛生管理者などの
現場担当者を指導する立場にあることを再認識しなければならない。

　両者の中間に位置するのが産業保健師である。事業場に保健師の
選任義務は要求されていないが、最近は労働者数50人未満の事業
場においても健康管理に関する事業者の努力義務が規定され、医師
以外にも保健師の資格を有する専門家の活用が推奨されるように
なった。ということもあり、実質的に多くの事業場において保健師
が産業保健実務の中心を担っている。なかでも、保健師資格に加
え、日本産業衛生学会等の産業保健専門職資格を持っている人の専
門性は高い。法的な選任の縛りがないことから、保健師が採用され
るということは、その企業が持つ産業保健に対する理念に基づき自
主的に決められた結果であり、これが採用された保健師の専門性や
活動目標と適合すれば、理想的な保健活動の基盤となりうる。

　常勤保健師に加え、非常勤産業医が選任されるケースでは、産業
医の専門性にもよるが、多くの場合、保健師が月に1回くらいしか
出務しない産業医の出務時の業務支援をすることになる。通常、非
常勤産業医の専門性は高いとは言えず、健康診断後の面談や心的問
題を抱えた個別労働者の業務適性判断の面接などが中心になること
が多い。非常勤の産業医は面接に必要な対象者の病状や業務歴の情
報を自力で入手できないことが多い。産業医面接の判断に必要な情
報を事前に集め、出務時の産業医を最大限効果的に活動させるの
も、産業保健師の重要な役割となっている。

　このようなチームワークがうまくいくと、従業員から産業保健業務が見える形になり、一定の評価を受ける可能性がある。しかし、産業保健の専門性という観点から考えると、このような産業医が本当に産業保健の中心にならなければならないのか疑問を感じざるをえない。そもそも医師のうちから産業医を選任することになっているが、産業保健で行われる健康相談や健康指導、健康診断のうち、非侵襲的な問診、観察・測定などは、医師資格の業務独占にはあたらないのではないだろうか。また、環境管理や適正配置を目的に行われる職場巡視などはそもそも医師の独占的業務ではない。このような専門性の確認に加え、医師より保健師のほうが産業現場で活躍している実態、現状の医師養成制度から考えると産業医に必要な医師数確保が難しい現実などを考慮すると、産業保健現場で活躍する専門家の法制度を再検討し、産業医に加え産業保健師を正式な選任対象にすることを真剣に検討すべき時期にきていると思う。

　このほかにも産業現場ではたくさんの専門家が活躍している。最近では精神的な健康度が問題になる頻度が増えてきた。特に職場復帰や業務適性の判断には、心理の専門家が個別に面接する必要が増えており、臨床心理士、公認心理師を活用する企業が増えている。また、有害物質の取り扱いが多い企業では、定期的な作業環境測定が必要になる。通常は専門機関に測定を委託することが多いが、大企業では自社で作業環境測定士を採用する場合もある。環境改善はそもそも製造設備の機能と一体に考えるべきで、自社内で測定することは、より効果的な作業現場の創造につながると期待される。このほか、運動器に特別な負荷があるような作業の場合にも、製造プロセスの改良に合わせて作業者の負担も減らせるよう取り組むのが理想である。こういった目的で、産業保健側の専門家として理学療法士などが活躍しているところもある。

2. 企業内の産業保健組織

　大企業でこのような各種専門家が活躍する場合、他部門と同じように産業保健組織として位置づけるほうが効果的である。地方工場や支店まで含めた範囲で、産業医や産業保健師などの専門家の配置に配慮し、全社の産業保健を一定の方針で回している会社も少なくない。ここまで大規模でなくても、地理的に離れた事業所間で業務の連携を図るのはより一般的である。こうした組織は、規模が小さいと産業保健職だけで組織化される場合が多いが、管理部門の責任者が交代で産業保健部門に参加することは、他事業所との業務連携が円滑に進むという点でメリットが多い。法律的にも一定の要件に達すると総括安全衛生管理者の選任が義務づけられている。

　以上は同一企業内の状況を記述したものであるが、製造業の場合には、契約企業が同じ敷地内で業務に参画していることが多い。こうなると親企業と下請け企業という関係から、単に親企業の中だけで産業保健組織を動かしたのでは十分な効果が得られない。特に安全面の場合には、ちょっとした連絡のミスが大きな事故の原因にもなりうることから、関連企業を事業場単位でまとめる責任者（総括安全衛生管理者）の選任が規定されている。

　組織という観点から産業保健活動を考える場合も、中心になるのが看護職である。このような組織の大部分は企業内診療所の形を起源としており、その当時は常勤看護職がすべてを取り仕切っている場合が多かった。この場合の業務の中心は、事業場内での簡易な疾病治療と健診が中心だった。こうした診療所は、その後次第に最近の総合的な健康管理組織へと変革を遂げてきたのだが、この過程でも産業保健師の寄与が大きかった。

3. 専門職間のチームワーク

　産業保健の現場は人間関係の難しい職場の一つなのかもしれない。というのも、産業医などの専門職間の関係がうまくいかない話

を、これまでに数えきれないくらい聞かされてきたからである。このような問題は、産業保健部門以外でも、もちろん同じように起きているのかもしれないが、全社員の健康に関わる職種だけに無視はできない。

　一口に人間関係と言っても軋轢の原因は千差万別である。専門家間の領域争い、性別・年齢・経験の差による認識の行き違い、キャリアや天下りを含めた身分上の階級差別等、きりがないが、それらに加えて問題となる関係者同士の個人的性格や人柄とが複雑に絡み合い、さらに上司や部下など介在者の対応によっても問題の発生様式は個別に異なる。

　このように原因や実態は様々であるが、産業保健で最も重視しなければならないのは専門性に対する認識の違いである。歴史的には産業保健は疾病対策から始まっている。「産業医の生涯とキャリア形成」(3ページ)でも触れたとおり法的な端緒は工場医制度であり、当時は結核をはじめとした労働者の感染症対策が任務だった。その当時は、医師であっても看護師であっても、医療機関で培った臨床経験を生かすことが求められた。つい最近まで、こういう経験を基盤に発展した労働衛生の専門家が現場で活躍しており、新たに入ってきた予防医学を目的にした産業保健活動に関する専門的修練を積んだ専門家とは、業務の目的や実務の方向性が違うことから、どうしても意見の対立が生じてしまう。この軋轢はお互いの専門性の違いから生じるものなので、いったん亀裂が生じると当事者同士で解決することは至難である。事業者が産業保健のあるべき姿を経営理念の一環として示すこと以外には、根本解決を図ることは不可能である。

　こういう基本的な専門理念の違いはともかく、通常の業務上の軋轢はリーダーシップにより解決されるべきであり、これが産業医の素養として「チームワークをこなせることが最も大切だ」とよく言われてきた所以だろう。しかし、人間関係が上記のように複雑であ

るから、どんな場合にも通用するチームワーク作りのノウハウなど
あるはずがない。また、教室や机上で勉強したからといってチーム
ワークがこなせるわけではない。多少の個人差はあるにしても、現
場経験を積む過程で次第にコツを覚えていくのが普通だろう。自己
能力が周辺の人と比べて同等以上になったと自覚できると、次第に
人間関係に自信がつき相手が見えてくる。こういう状態になって初
めてコツがマスターできるのである。

4. 専門性の確立と摩擦の回避

　チームワークには優れたメンバーシップとリーダーシップが不可
欠である。その前提として、専門家チームに必然である構成員の専
門性を論じる必要がある。産業保健には実に多種類に及ぶ専門家が
関与している。産業医、産業看護職、衛生管理者、作業環境測定
士、心理士、栄養士、労働衛生工学、人間工学、運動指導実践担当
者等々で、こうして名称を羅列すると、抜かした職種から文句を言
われそうだ。実際の現場では、さらに業務に密接に関係する人事担
当者や関係職場の管理者なども関与する。また、外国では北欧の
physiotherapistやアメリカを中心とするindustrial hygienist等、日
本にはない専門職も関与している。

　産業保健のように多種類の専門職が協力する必要がある分野で
は、チームワークの形成は必須だが、そのためにも専門性確立が前
提となる。自分の専門性がわかっていれば無用な摩擦が避けられる
のだが、これが不十分だとつまらない確執に巻き込まれるおそれが
ある。

　この場合の専門性は、固定観念に固執するようではかえってマイ
ナスになることがあり、チーム構成を見渡したうえで、相対的補完
的な対応が肝要である。チーム構成によって、参加する専門家の種
類、個々の専門家の経験や職歴は様々であり、単に免許の種類や資
格に基づく硬直化した専門性の主張がまかり通るとかえってチーム

形成の障害になってしまう。もちろん、法的に業務独占が規定されている専門職の場合には、その壁を超えることはできないが、これがチームワーク作りの障害になることは稀ではない。法定業務で要塞を固め、他職種を寄せ付けないというパターンは、医師によく見られる哀れで困った姿である。産業保健分野の必須業務はむしろそんなところにはないのだ。

　つまり専門性に対する間違った認識こそが、専門職と一般職双方にとっていろいろな問題を生じさせている一つの根源とも言える。専門的な業務に固執し、その分野に十分な見識のない上司が職権を振りかざして口を挟むというのは、上述の専門に閉じこもるという行動のミラーイメージであり、この形の衝突が現在でもかなり多いのではないだろうか。

　このような問題が生じる背景要因として、専門性を無視したわが国の人事配置の制度が指摘できる。個人的な意志や経歴・資格を無視して配属される職場で器用に業務をこなせる人材を抱えているのが、かつての日本式経営の強みであった。目的意識を持った優秀な人材が、当事者としての責任感と使命感をもとに事にあたっていたときには、たしかにこれが強みであったかもしれない。しかし、今は官僚の定期異動人事にしても民間企業のリストラ人事にしても、次第にこれが成立しなくなっているのではないだろうか。保身的価値観から権限だけに頼る上司のもとでは、組織の信頼関係や忠誠心・士気を減じるマイナス効果のほうがはるかに大きいのである。

　ここまでマイナス面のみに注目してきたが、チームワークの形成は、多様な人材、専門家が協力することにより、単独で働くより生産性の高い結果を出すことが目的なので、チームの中に摩擦が生じるということは本来あってはならないことである。トラブルを抱えたチームは著しく生産性が落ち、組織を作らないほうが能率がかえって高いこともありうるので、そのような組織の存在自体が否定されてもおかしくない。

5. メンバーシップとリーダーシップ

　チームワークを論ずる場合、専門性とは違った切り口から、ジェネラリストとスペシャリスト、あるいはコーディネーターという立場の重要性が指摘される。以前はＴ字型人間とか、その後では Π 型のほうがよいとか言われた。1か所か2か所専門的に深い見識を持ち、そのうえで横と連携できる能力を持つ人材が企業にとって望ましいというのだ。これは今でも通用すると思うが、最初からこのような能力を持つ人は稀有であり、またこのような人材を系統的に育成するプログラムもほとんどないだろう。結局はある専門性を基盤に、他との協力・連携の経験を積むことにより、次第にこうした人材ができあがるのではなかろうか。

　むしろメンバーシップとリーダーシップという考え方のほうが最初はとっつきやすいと思う。チームで行うスポーツを考えれば、この重要性とそのあり方を想像できよう。良きメンバーは自分のポジションを理解したうえでその役割を果たすが、特に重要なのは連携プレーであり、他のメンバーとの協調である。大切なことは、リーダーや他のメンバーから言われなくても、ダイナミックな動きの中で自分の役割を即座に認識できることである。良きリーダーは、チーム全体の目的・目標を明確に示し、チーム全体のアウトプットが状況に応じ極大化、最大化できるよう、一段上から見渡せる。

　このようなメンバーシップやリーダーシップを発揮できるかどうかが、プロフェッショナルとスペシャリストの違いとも言えよう。プロフェッショナリズムは、チーム内の一員としてでも、単独で働く場合にも共通する概念である。プロは、ただ専門的な技術を持っているだけではなく、その技術を通じて行なう仕事の社会的価値や影響がわかっており、それに対する一定の考え方や行動パターンを確立している人である。つまり最善のチームワークはプロ集団によってのみもたらされると言えるので、良い仕事をしたければプロを目指すことだと言える。

6. 産業保健専門家の教育訓練
(1)産業保健は独立分野か

　産業保健を教育制度論として考えるとき、まず問題になるのは、産業保健が他分野から独立した専門分野なのかどうかということである。この設問には、おそらく現時点では独立分野だとする意見はほとんどないだろう。私も学際的分野だと考えており、すなわち既存の学問を基盤とする、実践的で問題解決を目的とする応用分野だと位置づけている。

(2)教育は卒前・卒後のどちらがよいか

　次に、産業保健教育を行うのに適しているのは卒前か卒後かという問いであるが、これは産業医科大学が設立されたときから現在までたびたび議論されてきたことである。しかし、前述の他分野を基盤とした学際分野であることに賛成した場合、この設問には自ずと解答が出ているようなものだ。つまり、医学、看護学、工学などの卒前課程を修了し、医師、看護などの免許を取得した後、隣接他分野の知識技術をも用いて、産業現場に存在する問題解決の修練をするのが、産業保健専門家の教育訓練の本質でなければならない。

　ただし、他分野を基盤とした場合、一般的に卒後教育になるかといえば、そうでない例は多い。工学と物理学、医学と生物学、看護学と医学、商学と経済学などでは、いずれも前者は後者を基盤とした応用実践分野だと言える。しかし、これらの多くは、大学の卒前教育で平行して教育されており、卒前・卒後というような経時的関係にはなっていない。また、医学部の一般教育や専門教育の導入部で、それぞれに最低限必要な基礎科学が教育されている。このように、わが国の医学教育は卒前教育ですべてが行われてきた。

　しかし、アメリカの医学教育が卒後教育として行われていることはご承知の方も多いだろうし、わが国でもそのように変えるべきだという議論は以前から根強くある。

(3)卒後教育が望ましい理由

　本項では、産業保健は極めて実践的な分野なので、その大部分の教育、実務経験の修得は、医学、工学、看護学などを修めた後に、卒後教育として改めて教育・訓練する方法が最も望ましいということを主張したいのである。

　卒後教育が望ましいということをもう少し考えてみよう。まず上述のように、基盤としての知識をまず学び、そのうえで応用分野の体系を学ぶほうが、はるかに理解しやすい。産業保健が実践的分野であることから、活動の対象である企業やその生産活動の本質を理解し、その産業保健ニーズを知ることは不可欠であるが、これは大学生にとって容易ではない。自らが社会人としての経験を積むことで初めて理解できることが多いからである。

　18歳の大学入学志願者にとって、普通の医師や看護師の専門性はある程度想像できるが、産業保健専門家の職務は、この年齢の人たちには今後とも理解しにくいであろう。ということは、卒前に産業保健教育を行うのは、専門性のイメージが正しく理解できていない学生を相手にすることになり、今までの産業医科大学における経験でも、半数近くの学生が学部教育の途中で入学前のイメージとは違うことに気づき悩むことになった。これが卒後教育であるべき大きな理由の一つである。

　こんな議論はともかく、それぞれの国家試験を控えた学生にとって、当面の課題は卒業と国家試験の合格であり、普通の学生にとっては、本来の学部教育以外の教科を本気になって勉強できる環境にはないということは、卒後教育であるべきということの最も現実的かつ切実な理由と言えるかもしれない。

(4)資格社会の到来による変化

　産業保健専門家の育成は卒後教育によるべきということになると、これまでのわが国の社会制度では産業保健が極めて発達しにく

かったことを考慮しなければならない。しかし、最近の社会変化は
このような状況を180°変えてしまった。つまり、終身雇用制度か
らアウトソーシングや派遣社員に頼る仕組みに変化することにな
り、労働者本人も経営者も、キャリアアップや人事評価の尺度とし
て、第三者が認証する専門性に依存する必要性が急速に高まりつつ
あると言える。日本は今、急速に資格社会に変貌しようとしている
のであり、衛生管理者試験に人が殺到したり、私立大学がこぞって
免許の取れる学部の新設に走ったりしている。

　言葉を代えると、これまでは社会が望まなかったから、卒後教育
という概念がほとんど定着していなかったわけだが、最近では社会
人大学院の設置などに見られるように、急速にその必要性が注目さ
れるようになったということである。産業保健についても、今後は
卒後教育の機会が増えることが期待される。

　ただ、専門家中心の社会に再編されることは、必ずしも良いこと
ばかりではない。すでに述べたように、最も警戒すべきことは専門
性という殻の中にこもってしまい、悪い意味でのセクショナリズム
を形成しやすいことである。いったん専門家としての社会的認知が
できあがると、その仕事には他の分野の人は手を出さない。した
がって、専門家は遅かれ早かれ閉鎖的な社会を作り、次第にその職
種の権益を守ることにのみ執着し、社会的使命や専門性向上への努
力を忘れがちになる。

7. 専門家としての倫理基準

　次に、わが国における専門家の社会的位置づけについて考えた
い。産業保健の場合もわが国の制度とよく比較されるのがアメリカ
の制度で、その専門家重視の風潮が良い意味でも悪い意味でも引き
合いに出されてきた。

　専門医制度は一例であるが、これはアメリカの医療制度と深い関
係にある。高度の専門性を身につけた医師が高額な医療費で高度な

医療を提供するというアメリカの図式は、医療レベルから言えば世界に誇るべき点だろうが、医療の公平性という点や極めて高額な国民医療費をもたらしたという点からは好ましいことではない。

　わが国は、少数の専門家が活躍するというより、多数の普通の人たちがチームワークで経済成長を支えてきたと言える。セクショナリズムを作りやすい専門家の存在は、かえってそのような活動の障害になることが多かったのだろう。だから、幹部候補生には、1か所に固定するのではなく、出身学部など無視したローテーションを組み、他部門の経験を通じて、すべてをそつなくこなした人を登用する、というのが高度経済成長期にできあがったしきたりである。こうした仕組みでは、専門性より派閥に人が群がる弊害が問題になってきた。

　産業保健がこれから専門性を確立し、社会的立場を強めていく過程で、専門家が自らの首を絞めることにならないようにするためには、しっかりした倫理基準を作ることが大切である。しかし、倫理基準はあくまで基準であり、作る過程には意義があっても、いったんできあがってしまえばただの文章にすぎない。それが意味を持ち続けるためには、常に実践活動に興味を持ち続け、より良い解決法を追求する専門家としての姿勢が必要である。実践活動が対象とする現実社会は、無限の組み合わせでできあがっており、正解は同じところにはない。だからこそ面白いのであり、この面白さを認識することこそ卒後教育・訓練の目標であらねばならない。産業医科大学の初代学長であった土屋健三郎先生が主張された、一生自己発展を追求する「哲学する医師」の因って来たる所以である。

情報化と産業保健

　最近の情報化の進展には目を見張るものがある。私自身は産業保健の情報化に明るいとは思っていないが、本書では産業保健の考え方を多角的に記述しているので、不完全であっても情報化の進展が産業保健へ及ぼす影響について論じないわけにはいかない。

　まず、本項では以前から使われている「情報化」という用語を表題にしたが、最近ではこれ以外に「DX（デジタルトランスフォーメーション）」、「AI（人工知能）」も加わり、「電子化」、「自動化」、「システム化」などいろいろな呼び名が使われている。専門家の間では区別があるのかもしれないが、本項ではその区分には触れず、これらすべてを含める話題としたい。とはいうものの、その範囲は極めて広範なので、本項では、①データバンク、②ネットワーク、③判定・解析、④AIの活用、の4項に触れたうえで、まとめとして、その進展が産業保健にどういう影響をもたらすかを論じることとする。

1. データバンク

　データバンクには、既存の情報や専門的知識、日々自動的に収集されるあらゆる関連情報の収納・保守・管理バンク化と、収納されたデータの抽出・活用のシステムなどが含まれる。専門知識の百科事典的なものや、行政などの統計情報、法制度やガイドラインなどのデータベースは、情報化の進展が始まる以前から普及している。これが近年に至り、情報処理技術、ことに記憶装置の発達と検索技術の発展により、大幅な能力拡大が進みつつある。最近は、一般の人が商品の購入や予約申し込みなどに使った情報がデータベースに蓄積され、販売拡張や宣伝用のデータベースとして活用されるなど、データがデータを呼び、際限なく拡大しているエリアでもある。普

通の日常会話で出てくる「コンピュータで処理する」とは、この
データバンクと一体化した処理システムのことを指す場合が多い。

(1)電子カルテ・健診データ

　臨床医学関係でも、患者の検査や治療に関わるデータの情報化が
進んできた。しかし、数値データはごく一部であり、その他の患者
情報は個別性が強いのが特徴で、一律な数値データとして標準化で
きないものが多い。ということで、この分野では診察所見の文字記
録や画像検査所見をそのままの形で保存する「電子カルテ」の形で
電子化が進んでいる。

　これに対し、産業保健分野では労働者を集団として観察すること
が中心であり、健診データのように、多数の被験者から発生する同
じ検査項目の数値情報を扱うことが多い。そのため、部分的に文字
として扱うことはあっても、主には統計処理に適した数値情報の形
で情報化が進んだ。その結果、一時点の集団としての断面的な解析
による外れ値の検出から始まり、検査値の経年データの蓄積により
個人単位で年次推移を解析できるようになり、これまで人の目では
検出できなかったようなごく初期の生理的変化を、AI技術の助け
を借りて検出し、早期診断や疾病発症予測に活用し始めている。

　これらの健康情報の取り扱いには、これまでのように健康担当の
専門部局だけではなく、システム担当部局の介入が必要になる。結
果的に、これまで医学的なデータを担当したことのない情報処理の
専門家が個人の健康情報を取り扱ううえでのルールを確立する必要
性が論じられ始めているが、情報技術の発達のほうが速く、法制度
や社会制度に絡む制度改善の議論は拡散するばかりで整理のめどは
立っておらず、今後の大きな課題となろう。

(2)統計・データベース

　知識データベースとしての活用では、研究成果の文献情報、辞

書・用語辞典、百科事典などが古くから実用化されてきた。それが電子化されただけなので、本項では詳述は避けたい。

統計情報、ことに行政統計（業務上災害・疾病、労災保険、健診情報、届出、認定）は、すでに取り扱いのルールが確立されており、毎年更新されている。ただ、行政が提供する統計情報は、厚生労働統計の一部を除き、いまだに紙ベース時代の考え方の域を出ておらず、利用者がインターネットを通じてデータベースに直接アクセスして統計分析に完全利用できるように、検討してほしいものである。

産業保健関係では、中毒・業務上障害の事例集なども考えられ、一部実現しているものもある。最も困難なのが、有所見、罹患、有病、有訴の統計で、必要性は高いのだが、疾患の定義や診断の標準化が進んでおらず、情報化には程遠い。まずは、疾病統計で用いられるICD-10のような分類に関する国際規約が必要である。また、新しい職業性疾患の発見には、疾病登録とともに環境に関する情報も必要である。既存の有害物質なら作業環境の測定データを登録すればよいわけだが、これも測定法の標準化、精度管理の問題がある。作業環境測定は測定条件によるばらつきが大きく、そのまま登録したのでは測定値利用結果の信頼性はかなり低いものになってしまうだろう。

カナダやフィンランドでは、未知の職業がんを早く発見するためにjob-exposure matrix（職業曝露マトリックス）なるものが実用化されている。職業がんの場合、急性毒性は弱くても発がん性が問題になる場合があり、使用開始後のサーベイランスが重要である。job-exposure matrixは、職業別に取り扱い化学物質をあらかじめデータベース化し、職業をインプットするだけで曝露可能性のある物質が参照できる仕組みである。したがって、通常の年次別死亡統計などで、職業さえわかれば、あとは自動的に過剰死亡が観察される職種の組み合わせや有害性の疑いがある化学物質を割り出すこ

とができる。これを活用するためには、常時現場作業に精通した hygienist（化学物質等管理の専門家）が使用物質のリストを更新しなければならず、この作業量に比して使用頻度（発生頻度）が低いと宝の持ち腐れになってしまう。したがって、ある程度の曝露・反応レベル以上で有効性が生ずるものと考えておくべきだろう。

(3)個人の健康情報

　最近では、体力・体位、労働能力指数などの健康指導に関わるデータベースに関して、民間業者が個別営業ベースで導入を進めており、作成根拠が不明確なまま電子ゲームのような形で実際に運動指導プログラムが普及し始めている。

　個人を単位とした健診データベースを作成し、スマートフォンなどを使用して各個人がこれにアクセスすることにより、自分のデータを閲覧でき、このデータを用いた健康予測の結果が入手できる PHR（Personal Health Record）と呼ばれる仕組みが注目されている。しかし、この場合のデータソースは、大手企業の健康保険組合を通じて入手した健診情報をもとにしており、転職した場合や定年退職後などにどう対処するのかなどの課題が残っている。また、これらの情報を活用すべきだとする厚生労働省の局長通達なども出ているようだが、そもそも企業が従業員の健診情報を収集・保管するのは、使用者の健康安全配慮義務を履行するために労働安全衛生法が定めたことであり、このような利用にまで拡大解釈できるものか、法的根拠の検討も必要である。今後制度化を進めるのであれば、中小企業など医療専門家がいない場合の健康情報の管理方法など、具体的な導入にかかる課題を検討する必要があり、解決すべき問題点が少なくない事業である。

2. ネットワーク

　上記のように、近いうちに個人レベルで、生涯を通じた健康情報

の連結が完成するのは間違いない。ある個人の一生の健康データ管理の現状は、①幼児期、②各段階の就学期、③就業後の転職を含めた全職歴、④定年退職後と、すべて異なる組織や制度で管理されている。今後早い時期に、分散しているデータをまとめるか、ネットワークを通じた連結をして、情報の活用を図る仕組みの完成が待たれる。

　これらのデータを個人単位で一元的なデータベースにまとめることは、情報単位が膨大になり、すべてのライフステージを一元的に管理する組織も必要であり、実現までにはかなりの時間が必要だと考えられる。それでも個人レベルの生涯データは今後極めて重要になるので、当分の間は最低限の可能性を追求して、全ライフステージのデータに共通の識別情報を付与し、データベース利用時にネットワークを通じて必要なデータを集約する仕組みの完成に力を入れることになろう。

　最近政府が主導して普及を図っているマイナンバーカードこそ、その役割が期待されるものである。だが、今後の情報化に極めて重要な施策なのに、その全体像に関してなぜか前向きの説明が一切されないうえに、最近はあろうことか個人情報の誤入力のニュースばかりが話題になり、一般の人にはその意義がさらに理解できなくなっているのではないだろうか。

　このような利用形態の完成までにはいろいろ問題をクリアする必要があるが、マイナンバーカードは、諸問題が解決した暁に産業保健分野での有効活用が想定される。

(1) 医療と産業保健での情報交換

　健康診断の二次検査結果のやり取り、その結果に沿った専門医紹介、治療中疾患による休業判断に必要な医療情報、復職可否と復職判定、治療と仕事の両立支援に必要な医療情報、健康増進に必要な情報などを、就業期間中すべてを通じてとなると、医療との関係だ

けでも膨大な情報量になる。規模が大きいだけではなく、上記のように情報の標準化方式が違うなどの技術的な問題も存在する。

　産業保健側から発出する情報に関しては本書で多角的に触れているので、本項では省略させていただく。ただし、途中で転職した場合、「労働者の生涯を通じた産業保健　4. 健康情報の長期保存管理に関する課題」(104 ページ) でも触れたように、継承企業の産業保健専門家との連絡は現在まで制度化がまったくされていないだけではなく、転出側、受け入れ側両者の意見が統一されておらず、完全に無視される場合から相互に適切な情報交換ができる場合まで様々な実態にあり、近い将来改善が必要である。特に有害業務についていた人の離職後の健康管理については、曝露量や曝露の結果生じている健康異常に関する情報が適切に関係者に伝わる必要があり、早急に改善あるいは体制の整備が必要だと考えられる。じん肺やアスベストのように曝露後長期間にわたる追跡が必要な場合、退職してしまうと有害業務に配属した責任事業者の手が及ばなくなることから、情報ネットワークを通じた健康管理の精度を確立し、責任を明確にすることが重要である。

(2)退職後の地域保健専門組織との連携

　誰でも高齢になれば最終的には地域の保健組織に面倒をみてもらうわけだが、上述のような現役時代に蓄積した過去の健康データをいかに活用するかが今後の課題である。現在、事業者や健康保険組合の手で健康診断が行われている。その目的は生活習慣病の予防や早期発見にあるが、現役時代を受け持つ事業所では発症年齢以前の年齢層が主な対象になっていることを忘れてはいけない。若い時代に企業や健保組合に蓄積した健康データは、発症年齢層で活用されなければならないにもかかわらず、データの移管もしくは散在するデータのつなぎ合わせや活用のルール作成などの課題がまったく解決されていない。

　上記のように、今後大規模なネットワークをどのように形成する
かが大きな課題である。また、ネットワークを通じて集めたデータ
の個人情報保護をいかに進めるべきか、異なる場所で異なる目的の
ために保管されている情報を誰がいかに連結させ、そこで抽出形成
された情報を誰がどのような責任で保管し、どのように利用するか
など、検討すべき課題がたくさんある。

　新型コロナウイルス感染症対応として最近急速に普及が進んだテ
レワークは、ネットワークでの情報活用の例である。オンライン面
接や診療が産業保健でも課題となっているが、内容について真剣な
議論がされる前に運用が先行してしまったので、これから多くの問
題点が噴出して、議論が高まるのではないかと予想される。

3. 産業保健における判定・解析

　この項は、情報化として捉えるのか、検査値や測定値の判定の問
題として論じるのか、その区分は明確でない。通常の医療では、患
者が訴える症状の解釈に検査データを活用している。その場合、個
別にその患者の病状に関係あるかどうかという観点から判断して、
関係ないと思えばそれ以上追究することは少ない。ところが健康診
断の場合には、「健康な対象者」のデータなので、検査項目すべてが
各項目独自にも、項目間の関係においても判定の対象になる。しか
し、「労働者の生涯を通じた産業保健　3. 健康度の個人差をどう判
定するか」(99ページ) で触れたように、現時点では健診検査値の正常・
異常の判定基準は不明確な状態のままにある。判定の論理が決まら
ない以上、システムによる自動判定は本来使えないのだが、医学的
な対処法が確立されないまま、データをシステムに投入して、健診
結果を機械印刷で受診者に通知することだけは世の中の常識になっ
ている。この状況から、健診結果はシステムが判定していると誤解
している人も少なくないかもしれない。ただし報告書の内容をよく
見てみると、項目ごとに基準範囲より高いか低いかの印がついてい

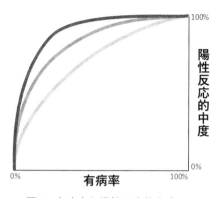

図9　有病率と陽性反応的中度

るだけで、その結果をどう解釈すべきか、あるいは異常値に対しどう対処したらよいかが書いてあるわけではない。もし書いてあるとすれば、それは診断した医師が作成した総合判定以外には考えられない。

　大部分が健康人を対象にするスクリーニングテストの場合、判定基準を変えると、それに従って偽陽性・偽陰性の割合が二律背反的に変わる。そこで両指標が受診者にとって最適の組み合わせになる最適カットオフ点を探すために使用されているのがROC曲線（receiver operating characteristic curve）である。この曲線は、カットオフ値を順次変えたとき、精度（敏感度：有病者を検出する率）と１－特異度（特異度：健康者を陰性と判断する率）をそれぞれ縦軸と横軸にとったグラフ上に描かれる図9に示すような曲線である。対象にする検査ごとに最適な判断になる判定を探すわけだが、この筋書きはあくまで理論上のことで、実践上は偽陰性が簡単には把握できないので、図10に示すように、現場でできる評価は陽性的中率が最も頻繁に使われる指標となる。ただ当然のことながら、陽性的中率を上げることばかりに気をとられると、うっかりするとその裏で偽陰性が増加しているかもしれない。これは、図10でスクリー

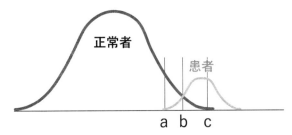

図10　スクリーニングカットオフ値の設定

ニングレベルを、陽性的中率を上げるためa→b→cと変えると、陽性的中率はたしかに100％近くまで上がるが、その反面、患者群を見ると、それに従い大部分が間違って正常と判断される偽陰性になってしまうことを見れば明らかであろう。

　また、陽性的中率の性質として、精度や特異度などのスクリーニング指標と違い、有病率に依存することを忘れてはならない。精度や特異度を計算するときの分子・分母はともに正常者群内あるいは有病者群内の部分であり、分子・分母両者とも同じ群から抽出されるため、スクリーニングレベルを変えない限り有病者数の多寡による影響を受けることはない。したがって、スクリーニング検査法としての性能を表現するために両指標が用いられているわけである。ところが、陽性的中率の計算では、分子は有病者群からのみであるが、分母は過誤で陽性と判定された正常者群からの数が合算されるため、調査対象群の有病率によって変化するので、結果的に陽性的中率は有病率に依存することになる。

　今後、情報化が進展し大量のデータをもとに診断を進める場合、判定の論理を明確にしなければならない。あるいは、情報の項目が大幅に増えることから、現在の判定論理では判断できない項目も増えるだろう。したがって、単に情報化の進展で医学の判断が向上することはありえないわけで、進展に合わせて判定論理の研究も進めなければならない。しかし、このような基準の是非を判断するに

は、大きな健康集団を長期間にわたって追跡しない限り、信頼でき
る正しい基準を提示することはできない。たとえ理屈まではわかっ
ていても、生活習慣病の権威と言われる人たちはたいてい臨床医学
の専門家であり、通常はこのような集団へのアクセスの機会を持た
ないので、ただ待っているだけでは今後も信頼できる数値は提唱さ
れそうもない。現時点では、産業医こそ日々健康に働いている集団
を相手に活躍している唯一の専門家であるから、このような提言を
する責任があるのではないだろうか。

4. AI自動診断・自動判定

　人の思考に代わり、コンピュータの判断で業務を代行するような
一連の仕組みが人工知能（artificial intelligence, AI）と呼ばれてい
る。世の中にAIなるものが普及し始めて以来、産業保健の世界で
もいろいろな議論が沸騰している。なかには「健康診断の判定はAI
がしてくれる」というのがある。この発言が医師から発せられるこ
とが多いのにも驚きを感じる。健康診断の判定がそれだけ難しいと
思われているのかもしれないが、今のところAIができるのは医師
の診断サポート程度までであって、診断そのものを代行できると考
えるのは間違いである。

　健診の判定論理が完全に整理され、あらゆる組み合わせの検査結
果の判定論理ができているのであれば、検査結果のAI診断はたし
かに可能かもしれない。しかし現状はその状態に程遠く、同時に実
施される多くの検査項目は、個別項目であっても一義的に判断基準
が決まっているわけではない。ましてや複数項目の組み合わせの判
定まで考えれば、現状では自動判定は不可能と言わざるをえない。
だからこそ「総合判定」の名のもとに、医師がその他の個別診察状
況を総合的に判断することが求められているわけである。

　ごく限定的な例として、大規模な事業場で、限られた期間、特定
の疾患罹患を対象に発症予測する業務で、AIによる有意義な成果

が報告された例はある。しかし、勤労者の場合は在職中という限定期間の情報や結果しか利用できないので、定年退職後に本格的な罹患年齢に到達する慢性疾患に関わるデータを事業所から入手するのはそもそも無理がある。

　診断サポートの面を考えると、血液の臨床検査はもとより、心電図や胸部X線写真の判定などではすでに自動判定の利用が始まっている。看護や介護など、過去の類似例との比較や人の心理的な解析が絡む場面では、AIの効果的なサポートが期待される。1人の専門家が経験できる心理変化には限りがある。データベースに記録された大量の症例の組み合わせを分析して最善のアプローチを探す業務にもAIは活躍しそうである。

　コンピュータの活躍は診断に限るわけではない。産業保健の業務は複雑多岐にわたっており、関連する要因も多岐にわたっている。複雑に交錯する情報を駆使して能率良く業務をこなすのはシステムやネットワークの得意なことであり、今後もAIを駆使した業務体系はますます発展していくだろう。体系化されていない情報を実際に観察した業務の動きになぞらえて整理するのはまさにAIの得意分野である。

　しかし、日常的に取り扱う業務を体系化し、決められたコード体系で処理できるなら、わざわざAIを使用しなくても通常のデータベースを活用するだけで正確で能率の高い処理ができるとも言えるので、そのような観点からは、できるだけAIを使わなくてすむ体系を考えるのも一つの重要な方向と言えるかもしれない。

5. 情報化の進展に向けた仕組みづくりが必要

　情報化は今やあたりまえのことであり、あらゆる分野で急速に進展している。医療分野もその事情は変わらないが、人の生活に関わる課題は標準化が難しい分野であることから、どちらかというと遅れている分野でもある。とはいっても、この分野においても情報化

の進展に好き嫌いを言える状況ではない。好むとも好まざるとも、情報化の進展は進むだろう。

　情報の技術的な問題はさておき、情報の内容について考えると、人の健康情報は個別個体内部での情報と、個人が集まる集団としての情報に分かれる。これまで本書でもいろいろな角度から触れてきたように、集団としての情報をいかに集めるかという点が最も難しいわけで、断面的な情報なら比較的容易に集められるが、長期的な変化となると個人レベルであっても急に困難な点が生じる。集団レベルの長期間にわたる情報の収集となれば、これまでに既存の技術で集約してきた情報の活用にも限界があり、簡単にはできない。

　医学分野における情報化の進展には、情報の質の担保と個人情報保護が最も重要な条件である。それとともに、どのような情報を収集して、どのような仕組みでそれを共有するかという制度設計が大きな課題となろう。現時点で最も重要な議論は、政府が進めようとしているマイナンバーカードによる健康情報の集約である。技術的にはカードを使う方法はたしかに容易ではあるが、現在までに、マイナンバーカードを健康保険証として利用できるようになることと、その登録者への特典（ポイント付与）のことは報じられているものの、このカードの趣旨や法的根拠が十分に説明されているとは言えない。このような新しい制度ができるときに、未来に向けた制度設計をしっかりしたうえで開始したものでなければ、導入後に生じる問題への対応で行き詰まることが多いだろう。単に技術的な問題だけではなく、社会制度として承認されたものでなければ、社会的な支持を得ることはできない。

　産業保健分野では、労働者の健康確保を目的として、労働安全衛生法で使用者に定期健康診断の実施と健康情報の保管義務が定められており、労働者にはその健診の受診義務が課せられている。こうした法体系が定められているにもかかわらず、前述のとおり、最近は健康経営絡みで、健康保険組合を通じたこの体系とは別のデータ

保存施策が進められるという混乱状態にある。今のまま情報化だけ
が独り歩きする状態が進むと、これまでに積み上げられた産業保健
の体系は混乱に陥るのではないかと案じるのは私だけだろうか。

　これからも産業保健に関する情報化は、産業保健そのもののニー
ズにかかわらず、他分野の動きに追従して、必要以上に早く進展す
る可能性が高い。われわれは、これに振り回されることなく、しか
し必要な部分は勇気を持って利用していくことが大切である。

　現在では、コンピュータを通じた情報の入手は欠くことのできな
い手段となっているが、正しい情報が提供されている保証はまった
くない。技術面の発達が速すぎるため、情報を認証したり評価した
りする機能が追いついていないのである。したがって、検索した情
報が正しいかどうかは自ら評価する以外にはない。といっても、ど
ういう条件がそろえば信用してよいかの判断基準もないので、各人
が経験に基づいて判断する以外にはない。内容がどこまで信用でき
るかについては、項目によっても違うので、本項で安易に述べるこ
とはできない。

　また、情報の利用や保護などについても十分に注意する必要があ
る。例えば、情報の所有権、収集・加工権、開示・発信、保護、メ
ンテナンスの担当組織のあり方など、これまでにも指摘されてきた
ことを必ず点検する必要がある。そして、利用する立場だけではな
く、自分が所有する情報の開示にも努める必要がある。そのため
に、常に公平な情報開示が行われる環境を自らの責任で作っていく
という強い意志を持つことも、将来の産業保健分野の情報化の正し
い進展を導くことになろう。

産業保健の国際標準化

1. 地域保健制度としての産業保健

国全体の保健活動や人の一生という観点から見れば、産業保健は地域保健の一構成要素である。したがって、一国の産業保健制度は、その国の保健医療制度全体の仕組みやその発達の歴史的経緯を反映した特徴を持っており、結果的に国によって制度の差は大きい。例えば、よく言われるように北欧は社会保障や社会福祉が充実している一方、産業保健だけを取り出してみると、制度上わが国より遅れているように見える側面もある。しかし実際は、わが国では有害物管理など産業保健の一局面だけがいささか突出しているのであり、北欧の地域保健が今後進展すれば、わが国の産業保健のほうが充実しているという評価はなくなるかもしれない。

2. 労働問題と経済問題の関係

医学以外の領域へいくと、労働問題はほとんどの国で経済問題としての取り扱いを受けている。かつては旧労働省の幹部から、「労働省は経済官庁だから」という自慢だか軽蔑だかわからないような話しぶりを聞かされることが少なくなかった。今考えると、旧厚生省と合併したことは、彼らから見たら予想外の皮肉な結果となったのではないだろうか。しかし、このような経済問題としての取り扱い方は国際的には標準の考え方である。その一つの例が、国際労働機関（International Labour Organization, ILO）と世界保健機関（World Health Organization, WHO）の建物の大きさの比較である。私がジュネーブのILOに行ったとき、その向こうに見える小さい建物がWHOだと教えられ、とても意外な感じがしたのを覚えている。われわれ医学の領域に暮らす者にとっては、WHOは最も身

近であり、活動内容もある程度わかっている。だからILOの建物がWHOの2倍くらいの規模であることに驚いたのだが、その割にILOには労働衛生の専門家は少ない。この理由は、この機関がまさに経済問題の協議機関だからと言われた。

　自由競争に基づく貿易の観点から考えれば、労働衛生上の規制レベルが違うことは労働コストの違いに帰結する。これは単にコストの問題だけではない。化学物質の規制や官庁への届出や許認可制度の違いは、いわゆる非関税障壁ともなる。自由貿易を推進するためには、国境はないに越したことはない。これが欧州連合 (European Union, EU)、東南アジア諸国連合 (Association of Southeast Asian Nations, ASEAN)、北米自由貿易協定 (North American Free Trade Agreement, NAFTA) などの自由貿易圏の誕生に帰結した。なかでもEUでは、関税撤廃から通貨統合を始め、産業保健領域を含めた各種の共通資格の制定などが行われている。

　昔から、internationalという語や国際機関というものはヨーロッパのために存在していると言われるほどであり、国連における各種の条約などの仕組みはヨーロッパの考え方が中心になっている。したがって、アメリカをはじめとするヨーロッパ以外の国々では批准していない条約が多いという事実がある。だから、EUの動きはヨーロッパの中のことと割りきってもよさそうだが、自動車産業や情報産業でのグローバルな合併を見ていると、国際標準化が地域自由貿易圏を超えてさらに進展することは間違いないだろう。

3. 産業医制度の国際分類

　現時点で世界の産業医制度を大きく分類すると、アメリカ・イギリス型と日本・フランス型に二分される。前者は自主対応型で、高度専門家指向なので結果的に企業間格差が大きくなりがちである。後者は規制あるいは規則重視型で、最低限の知識・技術を持つ専門家を多数確保する方向で、できるだけ平等にサービスが行き渡るよ

う国が積極的に支援するものである。両者の比較で興味あるのは、前者で活躍する専門家は、少なくとも外見上は大変元気で、いかにもやりがいのある仕事をしているように見え、後者、特にフランスでの印象はなにか元気がないということである。

　もっとも、こんな印象は当てにならないかもしれない。というのも、私が会ったのはごく一部の人で、しかも国際会議に出席するような特殊例であり、サンプルの代表性から言えばまったく信頼性がないに等しいからである。しかし、あえてこんな話題に触れているのは、アメリカ型では専門家間の競争が激しいので、生き残った人たちが自信たっぷりで元気に見えた可能性があることを指摘したいからである。最近のわが国でも、専門的な修練や経験を積んだ産業医に対する要請が高まり、それなりの経歴があればかなり良いポストにつけるようになった。この傾向の帰結として、将来的には能力のある人同士の競争になることが予想される。これは悪いことではなく、やはり人間には適度な競争がないといけないと日ごろから思っている。

4. 自主対応型への変革

　話を産業保健の標準化に戻すと、結論としてはかなり早い時期に、われわれが好むと好まざるとにかかわらず、わが国の産業保健は国際標準に合わせざるをえなくなることが予想される。その行く先はおそらく自主対応型への変革だろう。最近注目されている化学物質管理の自律対応はまさにこの話題であり、すでにこの方向への変化が始まったとも言えるだろう。この場合、現在までの日本のやり方は完全とも言える規制依存型であるから、今後どういう手順で変革させていくかが大きなポイントとなろう。与えられた目的まではやる、法規には従うがそれ以上は御免、監督官が来なければ法規定があってもやらない等々、これまでに挙げられてきた悪い例は、すべて法規依存が作り出した行動パターンである。このような行動

は思考の停止につながる。考えて決める人は受身の行動はしないからだ。つまり、自主対応型の場合には考えて行動するという大変難しいことを社会標準として導入しなければならないのだ。

　労働安全衛生マネジメントシステムの指針は、このような国際的な動きを取り入れたものである。このマネジメントシステムこそ、常に考えてシステムを維持するという特徴がある。当面はこのマネジメントシステムをどう定着させたらよいかを考えることが、国際標準を考える良い練習になるのではないだろうか。

5. ヨーロッパにおける医師免許の国際互換性

　医師免許は通常、取得した国でしか通用しない。例外的に2国間の互換協定はいくつかあるが、通常は認可する医師数が数人、患者は母国人に限るなど極めて限定的で、実際上はないに等しい制度である。おそらく外国に駐在している人の面倒を母国人がみるための例外的な制度なのだろう。ただし、研修や研究という身分で医師としての専門性を発揮する方法はかなりの数の国で可能になっている。この場合、その身分での収入条件は悪いことが多く、医師として活躍しているとは言いがたい待遇である。

　そんななかで、EU内における医師免許の互換制度は、汎用性の高いものである。産業医制度も、医師免許と連動するEU内共通制度にするべく、1990年以降様々な改革が進行中である。これが実現すると、EU圏以外の国にも適用範囲が拡大する可能性があり、わが国の産業医制度の将来を考えるうえで参考にできると考えられる。

　一昔前までは、国が違えばすべてが違うということで、礼儀や法規制がまったく違うのはあたりまえであった。近年になって工業製品の国際分業化が盛んになり、違う国で作られた部品が使えないのでは困るということで、工業規格の国際標準化が進められた。その後、さらにグローバリゼーションの進展に伴い、工業製品以外にも

急速に国際互換性やそのための標準化が必要になった。それととも
に、左手は不浄だとかナイフとフォークをどう置くかといった昔か
らのしきたりは、国際社会で急速に忘れ去られつつある。

　医療の世界は、そんななかでも、病気の原因や治療のあり方が言
葉や生活習慣、食習慣、人生観、宗教など人間生活と密接な関係に
あることから、国による違いが大きく、EUの発足まで基準をそろ
える動きはなかった。しかし自由貿易圏の形成により、結局、国や
文化・言語の違いを乗り越えた医師免許の互換性の必要性が生じた
のである。

6. EUにおける医師免許の標準化

　ヨーロッパで医師免許の互換制を実施したところ、国別の能力・
知識の格差が明らかになり、これを修正するため専門性の標準化が
必要となり、以降急速に検討が進んでいる。その焦点は、医師免許
取得後の専門教育、生涯教育の基準づくりである。この基準が完成
すれば、将来これが国際標準の設置につながり、わが国にも多大な
影響を及ぼす可能性が大きい。

　このような動きは医師の専門性すべての分野を網羅して進めら
れており、その中心になっているのがヨーロッパ医学専門家連合
（European Union of Medical Specialists, UEMS）である。UEMSで
は、1994年に生涯教育に関する憲章を発表している[1]。その内容は
全部で8章からなっている。以下に各章の内容を簡単に述べよう。

【医学における生涯教育憲章】（UEMS, 1994）※筆者による要約
①EU各国に生涯教育の公認専門調整機関をおき、その下に専門分
　野別の機関を設けること。専門分野別機関には、各国の当該分
　野の国内学会などを指定する。中央の機関は、研修コースの出
　席者、有資格者の登録責任母体となる。産業医学分野の例を挙
　げれば、イギリスでは王立内科医会産業医部会（Royal College of

Physicians, Faculty of Occupational Medicine, RCPFOM)、イタリアではイタリア産業衛生学会 (Società Italiana di Medicina del Lavoro e Igiene Industriale, SIMLII) が専門分野別機関としての機能を果たしている。

②生涯教育のあり方として、内容の多様性 (すべての課題を網羅すること)、専門家の数に応じた教育研修機会の提供、EU内の外国人にも門戸を開放し、国際性を持たせること。

③開業医、勤務医を含めたすべての専門家に受講機会を与えるべきであること。言語は英語などの共通語を使用すること。

④生涯教育の評価と認定には、UEMS傘下に設置される評価委員会があたり、評価基準が設けられるべきであること。評価基準には、評価者、単位、認定、教育担当者の評価などが決められていること。

⑤生涯教育のレベル維持について、教育内容の基準、監査、報告の方法が決められるべきであること。

⑥各国の国内団体の活動評価、認定の方法などについて、EU内の調整を図るべきであること。

⑦医師免許はすでに互換性があるので、医師のEU内移動が実際に行われている。他国に行く専門家は、自己責任として、生涯教育で専門レベルを維持すべきであること、その機会を保証することは専門家送出国の義務であること、また、受け入れ国は転入してくる専門家への適応支援を行う義務があること。

⑧生涯教育のための費用は専門家自身の負担にすべきではなく、医療そのものの費用であるとの観点から、開業医については診療報酬の中に含めるべきであること、勤務医の場合には使用者負担とするべきであること。

7. EUにおける医師の生涯教育

上記の憲章に従って、すでに実際の組織が活動している。例え

ば、④の生涯教育コースの認定には、ヨーロッパ生涯教育認証機関
（European Accreditation Council for Continuing Medical Education,
EACCME）があたっている。上記のようにEU各国はそれぞれ国内
の専門調整機関を発足させており、専門分野別の学会等が研修コー
スの設置や教育基準などを発表している。各国で発表されている
「Good Practice in Occupational Medicine」が研修のガイドラインで
あり、「Good Occupational Health Services in Norway」はサービス
機関の活動基準の例である。

　このような生涯教育は専門家自身の倫理的義務であるとするEU
憲章に対し、生涯教育に法的な裏づけを制定する国が増えており、
現在、イギリス、フランス、ドイツなど主要国を含む12か国がす
でに法律を制定している。この場合、医師免許の更新制度と結びつ
くので、生涯教育を受けないと医師免許を失うわけだから、実効性
のある制度として定着するだろう。

　1999年の日本医学会総会において、私が「産業保健の国際化」と
題するシンポジウムの講演を担当したとき、産業保健の国際化に関
わる課題を整理して、国内企業の海外進出、外国企業の日本進出、
自由経済圏と国際標準、国際協力、そしてこれらすべてを含めた研
究、情報の国際化に分けて考える必要があることを指摘した。

　分けて考えるといっても別物であることを主張したかったのでは
なく、それぞれ異なる側面が少なくないのでゴチャ混ぜにしたまま
で論ずるべきではないと主張したまでで、必要な場合には関連させ
て考えていくべきことは当然である。

8. 国際協力での遺憾な経験

　「国際協力」とは「途上国援助」のことである。国際慣行として、
先進国が途上国を支援する場合、援助という一方通行的な表現はあ
まり使われず、正式な場では双方が対等な立場に立つという意味で
国際協力という語が使われている。

　私が産業医科大学に着任した直後、わが国がODA（政府開発援助）でフィリピンのマニラに労働安全衛生センターを設立する国際協力事業があり、これに関係したことがある。当時の労働省が、このセンターの開設間際になって、プロジェクト第1号の長期専門家として産業医科大学からじん肺の専門家を派遣してほしい、という要請を持ち込んできた。大学側は詳しい事情がわからないままに、国家プロジェクトであるし、労働省の方針だからと、当時はまだ今ほど人材に余裕のある時期ではなかったが、それこそ大学をあげてのやりくりの結果、呼吸器内科から中堅医師を1名派遣することになった。しかし残念なことに、その結果は苦労した割に良い評価を得ることができず、いまだに苦い思い出として当時の関係者の記憶に残っている。

　その最大の原因は、皮肉にも大学が要請内容に忠実に応え、呼吸器科の専門家を派遣したことにあった。要請したほうに、派遣人材の専門性に対する正しい理解が不足していたのだ。フィリピンにとって労働安全衛生センターは初めてのプロジェクトであり、開設第1年目にいきなり各論的な活動を開始するという当初計画自体にもともと無理があった。この専門家が行ってみたら、到着しているはずの機材はそろっておらず、センター内の組織も未完成であった。そんな状態で、研修コースを開設しようとしても受講者の募集もままならず、研修内容を決めるにも受講予定者の基礎知識や現場のニーズなど必要な情報がまったく入らないという状態であった。結果的に、せっかく無理をして派遣した産業医科大学からの専門家は、呼吸器科以外の経験はなかったので、その時点で真に必要とされた業務に十分貢献することもできず、2年間の任期を終えることになってしまった。

9. 医学レベルや生活習慣の違い

　私自身も上記プロジェクト絡みで、現場調査とセンターの宣伝を

兼ねて、ルソン島以外のミンダナオ島とセブ島へ出張させられた。このときは、当時の珪肺労災病院（現・獨協医科大学日光医療センター）の放射線科専門医と労働衛生工学専門家が加わり、3人で約2週間巡回した。日本ではベテランのじん肺専門家である放射線科の専門医が、日本との違いに大層驚いていたことが今でも思い出される。撮影されたX線写真の質が悪いことのみならず、写真を見るためのシャウカステンの中には薄暗い白熱球が3〜4個入っているだけで、隅のほうが暗く、自然光にかざして見たほうがはるかによく見えるという、専門性以前に使用機材の条件の悪さの問題もあった。しかし、その医師が一番驚いたのは、職場で撮られたじん肺症の写真として見せられたもののなかに、粟粒結核らしき、当時のわが国ではすでに見ることもないものが混じっていたことであった。これはじん肺に限らず、生活環境や健康レベルが違うと、ある条件で常識とされていることが成り立たないという教訓である。

　これよりだいぶ前のことであったが、やはりODAで、エジプトに家庭ごみ収集焼却システムを設立するプロジェクトに参加した人の話でも、日本でうまくいっているシステムをそのまま移植しても決してうまくいかないという。彼の担当は一般家庭からごみを収集する部分であったが、わが国のように街角の決められた場所に決められた日時に住民がごみを持ってくる仕組みがまったくうまく機能しなかったとのことだ。私自身もずっと後になってからカイロの街を見る機会があったが、彼の説明に改めて納得した。貧困な階級が住んでいる地区では、高層アパートの窓から家庭ごみを投棄するのが習慣になっているのだ。いったんそれに慣れてしまうと、ビニール袋に入れて階下の決められた場所まで持っていくのはたしかに面倒くさいことだとわかる。道路に捨てられたごみは風に吹き寄せられて自然に道路の一角にたまり、気温が高いためたちまち腐敗して風化してしまうので、一定以上堆積することはない。大げさに言えば、一種の自然生態系の循環が成立しているとも言える。もちろん

臭いはすごい。街中に特有の臭いが充満しており、空気取り込み口にフィルターがかけてある五つ星のホテルに入ると、空気のおいしさにホッとして日本に帰ったような気がした。

　このような例からわかるように、国際協力に貢献するにはそれなりの経験が必要で、単に日本で認められている専門家だというだけでは役に立たない。職業病に関して言えば、産業化の進展に伴って疾病構造が変わるので、20年以上も前になくなってしまったような疾病については、派遣される日本の専門家もほとんど国内では診たこともないという状態になっている。国内ニーズがなくても、国際協力のためには専門家を意図的に養成する以外にない。

10. 専門分野としての国際協力学

　その点、アメリカはさすがに自らを世界の警察官と自任していただけあって、地球上に存在するすべての健康問題に対し、国家予算を投じて専門家の養成を図っている。国際協力は個別的医学知見や技術だけではなく、国際協力を実行することそれ自体が固有の技術であり専門分野である。アメリカの大学の公衆衛生学部には、国際協力を専門に教育する学科が設置されている。わが国の国立大学にも近年遅ればせながら類似のものができつつあるが、独立した専門領域であると認識するには至っておらず、先進諸国に匹敵するレベルに到達するのはまだ先になると言わざるをえない。国際協力を独立領域として捉えるべきだというのは、産業医学に限らずあらゆる分野に共通のことであるが、いわばそのような基礎の上に産業医学の国際協力学を作り上げなければならない。

《参考文献》
[1] European Union of Medical Specialists. Charter on Continuing Medical Education of Medical Specialists in the European Union. 1994.
https://www.uems.eu/__data/assets/pdf_file/0020/1478/174.pdf

産業保健制度の将来

　本書の最後に、わが国の「産業保健制度の将来」にとって重要だと思われる7項目の個別課題について、改めてまとめておこう。

1. 産業保健と地域保健の連携

　すでにたびたび触れたところではあるが、わが国の産業保健制度において最も大きな課題だと思っているのが、地域保健をはじめとする他の保健制度との乖離である。制度間の連携とは、言葉を替えれば「保健サービスの連続性の確保」とも言える。その一つの典型的な例として指摘してきたのが、企業退職後の制度間の連携である（「労働者の生涯を通じた産業保健　4.健康情報の長期保存管理に関する課題」104ページ、「情報化と産業保健　2.ネットワーク」170ページ）。

　大企業の健康管理の仕組みは近年急速に充実してきており、独創的なコンピュータシステムも稼働し始めているが、残念ながらこれらのサービスを受けられるのは在職中に限られている。すばらしいシステムが稼働していても、その恩恵が定年や中途退職で途切れてしまうのでは、効果半減どころかそれ以上の大幅な効果の低下を免れない。というのも、最近の健康管理の標的はいわゆる生活習慣病に関連することが中心になっているからだ。その原因に関わる生活習慣や労働負荷は就業中に経験するものではあるが、結果が現れるのは主として定年退職後になるので、なおさらである。また、定年前に大企業を退職して中小企業など健康管理制度の整備が不十分な事業環境へ転職するケースも増加傾向にあり、健康情報の継承が途絶えてしまう例が今後ますます増えることが懸念される。

　最近の産業保健では、治療と仕事の両立支援など外部医療機関との長期にわたる協力が重要になり、両者の協力関係を支える健康支

援システムの構築が必須になっている。しかし、産業保健側がどんなに熱心になっても、現状では外部医療機関との情報交換には限界があり、結局は対象となる労働者が退職に追い込まれて終わりという結末になることが少なくない。

　産業保健制度と地域保健制度との連携の必要性は、課題としてはすでにかなり以前から指摘され、実際に改善の試みも実施されてきてはいる。ただ、こうした試みは一部の大企業で行われているにすぎず、わが国の労働者の半数以上が働く労働者数50人未満の小規模事業場ではまったく手がつけられていない。また、従来の産業構造は製造業を前提にしていたが、現在では事業が様々な形態に多様化しつつある。現行の労働法では対処が難しい様々な業種の小規模事業場における産業保健制度を考えるとき、国家レベルで地域保健制度との調整を図らない限り、根本的な解決に近づくことすらできない。

　健康管理制度が全地域、全業種で機能するためには、雇用状態や家庭の事情などすべての背景要因を想定し、全年齢を通じて、小規模事業場までを対象に含めた全労働者の健康情報が連携できるようにすることが必要である。つまり究極は、全国民を対象に、生涯を通じて健康管理情報が利用できる仕組みを作り上げることを目標にすべきである。

　その第一歩は、全国民を対象とする生涯を通じた健康データベースの構築である。そのような共通データベースの構築は以前から提唱されていることであるが、「情報化と産業保健　2. ネットワーク」(170ページ) でも触れたように「マイナンバー制度」こそ、そのための最善の入り口になりうるのではなかろうか。ところがこの制度は、各省庁で国民に対するサービスを能率化するという、国側の利便性を高めることが主目的となっており、国民へのサービスは健康保険証として使用できるとか住民票発行が簡単になるとか、私から見ると枝葉末節な用途が前面に掲げられている。しかもマイナンバー

カードの健康保険証としての利用は、医療機関側のシステム整備や異なるデータベース間の連携などが進まないことから、その普及はとても順調と言える状態にはないという。ましてや上記の健康データベース構築に向けたマイナンバーの利用は、社会的な話題にも上っていないのが現状である。国全体のシステム標準化には法整備や制度変更など国家レベルでの改善が必要であるが、これも現時点では手つかずの状態である。マイナンバーカードの普及施策には莫大な資金とエネルギーが費やされているのに、将来の健康管理制度への活用など利用面での究極的な構想、例えばいかに国民の健康に還元していくかといった社会的目的に対する国の姿勢が不明瞭なことは、私にはどうにも理解できない。

2. 多様化する小規模事業場に対応する産業保健

　繰り返しになるが、わが国の労働法では、職場における労働者の安全健康確保の基本的責任は事業者に課せられている。高度経済成長期には労働に起因する災害や職業病が多発し、この法規定は想定どおりの役割を果たした。また、こうした構想に基づき、万一の事故などに備え、労働者には雇用保険と労災保険という2種類の労働保険への加入が義務づけられてきた。雇用保険は失業や罹病など様々な理由で収入が途絶えた場合の労働者の収入保障のための保険であり、事業者と労働者の双方の保険料負担で成り立っている。労災保険は労働に起因する負傷や健康障害に対する保障であり、こちらの保険料は事業者の全額負担となっている。

　雇用保険・労災保険ともに加入条件が細かく定められており、労働者であっても労働契約によっては対象にならないこともある。また、企業の取締役や自営業の個人事業主は経営者なので加入できない。しかし、最近は労働契約が多様化し、短時間労働など特殊な労働契約が増えてきた。そこで、所定労働時間が週20時間以上で一定の条件を満たすパートやアルバイト、派遣社員など、これまで雇

用保険に加入できなかった非正規雇用の労働者、日雇労働者や季節労働者などが加入対象に加えられた。最近ではさらに、これまで労災保険への加入対象となっていなかった中小事業主や海外の企業に派遣されている労働者なども、特別加入制度により労災保険への加入が可能になった。これらはほんの一例で、このほかにも多彩な労働者保護制度が機能している。

　このように産業保健に関わる雇用制度は次第に改善されてきているが、労働契約の多様化、企業経営の多角化により、労働者の健康保持に関わる仕組みである労働安全衛生法からの乖離はそれ以上に急速に進んでおり、その結果、産業保健制度の恩恵を十分に受けられない労働者の割合はむしろ増加傾向にある。ご承知のとおり、産業医の選任義務があるのは労働者数50人以上の事業場であり、その他の産業保健専門家の選任もこの基準になっていることが多い。中小規模事業場に対する支援制度も設けられてはいるが、十分に機能しているとは言えないのが実情である。昔のように重厚長大な産業が多かった時代はともかく、最近では小規模で流動的な事業形態が増加しており、結果的に、高度経済成長期までに大企業を想定して整備された各種制度の形骸化が進んでいる。中小零細企業を中心に多様化する労働形態に即した産業保健制度を樹立することが重要課題である。

3. 労働者参加の促進

　現行の労働基準法では、労働安全衛生をはじめとする多くの事業場内労働施策は、原則として事業者と労働組合の協議のうえで決めることになっている。労使対等の参加により労働者側の意見が十分に反映された運営が保証されているのだが、理想的とも言うべきこの法制度は、現在までにかなり形骸化してしまった。産業保健関係において、労使の話し合いで進められる代表例である衛生委員会には労働組合の代表者が入っているはずだが、実際にはどれが労働者

側の意見なのかわからないことも少なくない。

　このような状況になった要因としては、以前と比べて労働条件が改善されたこと、安全衛生面での環境改善が進んだことなどが考えられる。しかし、より大きな要因として、重厚長大産業時代に確立された「就職した企業で定年まで働く」という労働慣習が大きく変化したことを指摘したい。現在では派遣労働、日雇い、アルバイトやパートなど多様な雇用条件にある労働者が同一企業組織内で一緒に働くようになったので、この傾向がさらに進んでいる。

　こうした労働者の雇用条件の多様化に対応して事業者の経営方針は必然的に変化するが、それにも増して、労働者の労働意欲や労働時間・労働形態の変化のほうが大きいのではないかと考える。今まであまり経験したことのない雇用条件の中で産業保健を進めるためには、従来の価値観のままでは限界があるだろう。対象者のニーズに合った新しい考え方による産業保健制度の樹立が必要である。

4. 個別対応と集団対応

　保健事業において、「目の前の1人」に対して最善の努力をするのが「個に対する対応」である。それに対し、「潜在疾病を見逃される人」と「偽陽性で不利益を被る人」の両者の比較検討から、総体としての利益と不利益、リスクの大きさを勘案して対処するのが「集団への対応」ということになる。ここであえてその差を際立たせると、前者は「目の前の1人」のことしか考えないため問題は生じにくいが、後者は、もし意識すればのことではあるが、全体の利益を優先することから、極端に言えば、少数の特殊例は「見殺し」にする場合も生じる。

　私のこれまでの経験では、産業看護職の人たちは担当する労働者の立場に寄りすぎることがあり、しばしば上司である管理職からクレームをつけられた。これはどちらが間違いかということではなく、専門家としての対象者の捉え方の違いによることである。看護

職はもともと、組織全体のことを考えるよりも個別クライアント支援のほうが得意である。得意というより、看護教育自体がそちらの方向で組み立てられている。これは臨床医にも同じことが言える。病的な問題を抱えて医療機関を訪れる患者を相手に働いている臨床医も、当然のことながら個人単位での対応を中心に考えるわけで、産業保健にその考え方を持ち込めば、同じ批判を受けるだろう。

　産業医の立場で考えると、「産業医が主治医になるべきか」という議論を思い出す。主治医は患者の立場で医療を考える。例えば長期療養からの職場復帰を考えるとき、主治医は患者の早期復帰のみを考えるだろう。しかし産業医の立場では、受け持つ職場の実情や復帰後の労働負荷のことも同時に考慮しなければならない。復帰後の労働負荷が患者の過度な負担になったり、復帰により職場のチームワークに問題が生じたりすると判断すれば、復帰の判断は延期せざるをえないこともある。この相克関係は、まさに個と集団の背反関係から生じるのである。

　産業医は、集団組織である会社の主治医でもある。「会社の主治医」と言った場合、その対象は範囲を広げると人事管理から経営管理まで入ってしまうが、ここでは医師の業務を論じているので、メンタルヘルスを含めた労働者の健康面のことに限定して議論したい。

　「労働者の健康」と言うとき、構成単位は個別労働者であることが多い。ところがそれとは別に、単に個の合計では計れない、集団としての別の健康度がある。つまり労働集団における健康度は、労働価値観、労働意欲、人間関係、チームワーク、労働習慣、労働環境などの複合的作用で形成される、集団としてしか測定できない健康度であり、産業医にはこのような側面からのアプローチも求められているのである。

　こうした議論が進むと、「1人の人間が個と集団の両者を対象にする専門家になれるか？」という疑問に到達する。産業医以外の例で

考えると、「社長はどこまで個々の労働者の味方たりえるか」、「突撃命令を出すとき、司令官は個々の兵隊の命を考えるか」という設問に類似点を見いだすことができるだろう。では、産業医の場合にはどう考えたらよいのだろうか。

　ここまで読んでいただくと、反論もあろうが、興味ある問題と感じる人も少なくないはずだ。しかし、現時点でどちらかの答えを出したとしても、産業医に対する現実的要請は個と集団の両者にまたがるものであり、「個人差を考慮に入れた統括的管理」を進める以外にはない。ただ、本項で提示する疑問は、ときには考えてみる価値があるのではないだろうか。

　生活習慣病の健康診断や事後指導が産業保健での主要業務と言われるようになってから、特にその方面の臨床家から「これからは集団の時代から個別指導中心の時代にならねばならない」という主張を耳にするようになった。個別の生活習慣、既往歴、労働負荷などを考慮に入れた個別指導というのは、専門的産業医は以前からその方向で努力を続けてきた。そのため、こういう議論を聞いた最初のうちは「やっと他分野の方々にも総合的な個別環境を考慮に入れる重要性を理解してもらえた」と喜んだものだ。ところが、気をつけて話を聞いてみると、どうも私が考えていることと少し違うのではないかと疑いを持つようになった。

　多くの臨床専門家は「健康診断で用いる検査は精度が低く、あんな検査で陽性が出るのでは手遅れであり、下手をすると見落としで訴えられる」と心配したり、健康診断を担当する医師を「レベルが低い医師」と決めつけることがあったりする。そして、健康診断には最新の検査法を導入すべきだと主張し、一斉健診をやめて臨床的に必要な検査を個別に組み立てようと言う。つまり人間ドックや最近話題の「オーダーメイド健診」である。上記の主張はどうも、この考え方の延長から出たものであったようだ。しかし、全従業員に年1回、症状がなくても人間ドック並みの検査をして、異常があれ

ば精密検査に結びつけるというのは、まさに疾病の早期診断であり、産業保健の目的とはかけ離れてしまうのではないだろうか。

5. 健康診断のあり方

　個別の患者を診療するのではなく、労働者の健康度を調査するのが本来の健康診断のはずである。健康診断が通常の医療と違うのは、その時点で特に健康問題を持たない、いわゆる健康な対象者集団を対象に、本人が気づいていない健康度の変化・動きの有無を確かめ、その後の健康度の維持向上に役立てる情報を提供する目的で行われる、という点である。これに対して、「健康診断は潜在する疾病を早期に発見して早期治療を行うことが目的だ」と考えているのが受診者の大部分であり、また健康診断の実施を担当している医師や看護職の大部分でもある。

　健康な集団に特定疾病の早期発見のための検査（スクリーニングテスト）を実施した場合、所定の判定基準を評価尺度として、その疾病の早期兆候がある人は「異常あり」、ない人は「異常なし」と正しく判定される。普通の人はここまでしか考えないが、実際にはそれ以外に、その兆候を見逃す「偽陰性」、正常なのに間違って陽性と判断する「偽陽性」の2種類の間違いが必ず生じる。この間違いの生じる割合は、検査法の判定基準設定に依存している。もし見逃しを恐れて判定基準を緩めると（わずかな変化でも拾う方向）、見逃しは減少するが、一方で偽陽性の数が急速に増すという関係にある。そこで、いわゆる精密検査によって、真の陽性と偽陽性の区別をしなければならなくなる。

　言うまでもなく、スクリーニングテストは、自覚症状のない集団に適用する早期診断のための検査であるから、被験者の負担、費用、時間、手間、職場離脱時間の最小化を考慮しなければならない。ましてや、被検者に危険のある検査は絶対に避けなければならない。通常、一次検査は効率よくハイリスク者を抽出するよう設計

されているが、精密検査となると通常の患者を対象にした臨床検査法が使われるから、上記の条件は必ずしも保証されていない。つまり、一次検査では、偽陽性者が被るかもしれないマイナス要因をも考慮に入れて、検査法やその判定基準を決めなければならない。マイナス要因には検査法に関わる問題以外に、「過剰治療」という厄介な問題も関係する。例えば、「早期発見・早期治療」というのはがん検診のスローガンだが、がんの種類によっては不必要な切除手術が施行されているとの批判もある。

　そもそも産業保健は、健康な集団に対して働きかける分野である。だとしたら、疾病の早期発見にこだわるのは本来の目的とは違うのではないだろうか。健康診断はその名のとおり健康度を測定し、将来のより健康な状態に役立つ介入を目指すべきだと考える。つまり、健康労働の追求である。だがこれまでのところ、このことが話題になることはあっても、まだ十分に理論的な体系ができていないことから、産業保健の分野で実用化したという話題を聞くことはなかった。最近ようやく、「情報化と産業保健　2. ネットワーク」(170ページ) でも触れた、個人単位で長期間にわたる健診情報のデータベースを作成し、情報端末から必要な情報を随時呼び出して、本人のみならず健康管理担当者が医療や健康増進活動に利用するというPHR (Personal Health Record) の構想が国策として手掛けられ、現実化されつつある。近い将来、真の健康増進活動のための健康診断が実用化されることを期待したい。

6. 有害物質の取り扱いと過重・危険労働の管理

　産業保健のあり方を考えるとき、産業構造の変化を考慮しなければならない。一昔前の重厚長大な製造業中心の時代には、危険有害業務による労働災害や有害物質による急性中毒の予防が産業保健の主要な課題であった。最近ではそのような現場は次第に限局化されつつあり、そこで働く人の絶対数も減少している。したがって、特

殊健診や環境測定が必要な企業は、数のうえでは減少した。とはい
え、決してなくなったわけではない。実際に「今どきこんな症状を
見るとは」とびっくりするような典型的職業病も依然として発生して
いる。今後も、これまでに築き上げられた技術や知識に基づく職業
病予防対策のレベルを維持していく努力は続けなければならない。

　こうした流れのなかで、最近の行政施策の方向性として、これま
でのように有害物質ごとに同一の管理を法律に基づいて全事業所に
要求することが、次第に廃止されつつある。それに代わり、危険有
害業務のある事業所や新たに有害物質の取り扱いを始める事業所に
は、自律的に化学物質の有害性検証や労働衛生・環境管理をするこ
とが求められるようになる。

　むだな測定や健康診断の実施を減らし、本当に必要な施策は自分
の責任で実施するという、このような新しい考え方の導入は必然の
ことである。だとしても、従来の方法による管理経験を積んできた
大企業はそれなりに実施能力があるだろうが、中小企業や新規参入
企業が果たして同じような能力を具備しているかは疑問である。今
後は、自主的管理能力が不十分な事業所を労働衛生機関や関連研究
機関などの専門機関が支援する仕組みの構築を考えていかねばなら
ないだろう。

　このような役割は、組織設立の経緯を考えると、「小規模事業場
の産業保健」で紹介した全国労働衛生団体連合会（全衛連）(81ページ)
に所属する労働衛生機関に期待するところが大きい。ところがこの
会員機関の最近の実態を見ると、特に大都市部に所在する機関を中
心に、高価な検査機器を導入した人間ドックの整備など健康診断の
高級化に力を入れる傾向が進んでおり、有害業務に対する特殊健診
や環境測定の実施など有害業務管理に対するサービス能力の低下が
懸念されることはすでに述べたとおりだ。地域における中小企業の
有害業務管理を支援する国策をこれまで以上に強化する必要があ
ろう。

7. 産業保健専門家の専門性と就業形態

　産業現場で活躍している産業保健専門家の主軸と言えば、産業医、産業保健師、衛生管理者であろう。このなかで産業医の就業形態を見ると、常勤で産業保健業務に専念する者、常勤で企業内診療所における患者の診療業務を兼ねている者、非常勤で複数事業所を担当しすべての就業時間を産業保健業務に割いている専門産業医、通常は地域での診療業務についており限定した時間のみ産業保健業務につくパートタイム産業医など、その就業実態は契約形態と医師の専門性によって様々である。保健師の場合にも上記すべての勤務形態が存在するが、診療業務がないので、常勤者の割合が医師に比べて多いと想定される。衛生管理者はほとんどが常勤雇用で、産業保健以外の業務を併任している場合が多い。

　上記3職種の産業保健活動における専門性の違いを述べるのは難しい。診療が業務に含まれるかどうかが違う以外、本来の産業保健業務に関しては、その活動領域はほぼ類似している。これまで、これら3職種の専門性の違いは大きいと考えられてきたが、それは専門性の違いではなく個々の能力の違いに基づくものではないだろうか。将来、産業保健業務の定義が確立し、専門性教育の体系が整備されれば、同一の領域であることが定着するのではないかと考えられる。そうなった暁には、これらの職種を統合した産業保健専門家として専門性の認証が進められることを期待する。

　専門性のあり方の議論に加え、ここで論じておきたいのは、産業保健専門家は事業所内に雇用されるべきか否かという就業形態に関する課題である。これは特に産業医のことを考えると理解しやすい。「専属産業医」という通常使われてきた呼称から推測しても、これまでの産業医は「大企業に雇用される事業所内専門家」が中心であると考えられてきたのではないだろうか。しかし、産業医が事業者と雇用契約を結ぶと、「産業医の勧告権と使用者責任」（118ページ）でも論じたように、雇用関係に基づく事業者の命令権と専門職とし

ての産業医の勧告権との間に軋轢が生じたときに、事業者側から雇用契約の破棄という対抗が危惧される。実際には契約破棄にまで至る前に産業医側がそのような軋轢を想定して、判断に際して忖度が働いてしまうことも多いと考えられ、このことが最も危惧されるのである。そのような事態は、産業医の専門性にとっても、事業者が進める健康経営の推進にとっても、大きなマイナス要因である。もちろん、ふだんから事業者と良好な関係を構築して、そうした軋轢が生じないようにすることも産業医の専門性の一部であり、十分な経験を積んだ産業医にとっては本来そんな心配は不必要かもしれない。しかし、労働者の重大な健康障害が社会問題化するなど想定外の事態が発生した場合には、結果として上記のような軋轢が生じうることも想定しておかなければならない。

　このような事態を想定した場合、産業保健専門家は外部にオフィスを構えて、用務のあるときだけ事業所へ出務する形を標準にすべきではないだろうか。産業医や衛生管理者の選任規定では雇用形態には触れられていないので、これは現行法のままでも実現可能だと考えられる。保健師に関しては選任規定自体が存在しないので、出務形態の選択に法的支障は考えられない。

　ただし、産業保健専門家を企業外専門家として定着させるまでには、解決すべき問題が少なくない。まずは専門性の向上である。産業保健の専門性を向上させるには、教育だけではなく実務経験の積み重ねが不可欠である。そのためには、個々の専門家が独立することに加え、通常の実務を進めるなかで経験の浅い専門家の実務指導にあたる仕組みを定着させることが必要である。また、単独で開業する就業形態では、経験者といえどもすべての課題に対処することは難しく、専門家間の相互扶助の仕組みが必要になる。現在でも弁護士や税理士などの専門職ではこのような業務形態が定着しており、産業保健の専門職においても実現は可能だと考えられるので、今後このような制度導入の可否を検討してみてはいかがだろうか。

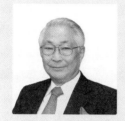
　1966年、慶應義塾大学医学部を卒業し、同学部衛生学公衆衛生学助手・講師として10年間勤務。続く5.5年間、自治医科大学衛生学助教授。

　その後、1983年より産業医科大学教授に就任し、同大学産業医実務研修センター所長を経て、2002年から3年間、産業医科大学学長を務めた。在任中は、産業医学基本講座、卒後修練コースなどを立ち上げ、産業医の育成および卒後のフォローアップを行うための学内教育制度改革を行った。また、国内外の産業医学に関する学会、シンポジウムを多数企画・開催し、同大学の知名度を高めることに貢献した。

　1986年から18年間、社団法人日本医師会産業保健委員会委員を務め、最後の2年は委員長に就任。また、社団法人日本産業衛生学会の専門医制度において準備段階から18年間その制度づくりに参画するなど、わが国における産業医制度の整備に貢献。国際産業保健学会（ICOH）では長年にわたり、理事、教育訓練委員会委員長も務め、名誉評議員として各国に招かれ、大会において記念講演等を行った。

　2005年7月に財団法人放射線影響研究所（放影研）理事長に就任。放射線防護基準作成の基礎資料となっている放射線被曝線量推定の精度をより高めるDS02システムの報告書編集出版作業を前理事長から引き継ぎ、2006年には、この報告書の日本語監訳版を作成した。また、原爆被爆者の生物試料を一元的に保管管理する生物試料センターを設置した。2015年に理事長退任後は放影研顧問研究員となり、東電福島第一原発緊急作業従事者の疫学的研究の代表者として全国的規模の研究班を統括。

　2019年4月より、現職の労働安全衛生総合研究所労働者放射線障害防止研究センター長。

職　歴

1967年10月～1977年8月　慶応義塾大学 医学部衛生学公衆衛生学　助手、講師
1977年9月～1983年3月　自治医科大学 医学部衛生学　助教授
(1981年1月～1981年12月　カリフォルニア大学 ロサンゼルス校　客員教授)
1983年4月～1984年3月　産業医科大学 医学部　教授
1984年4月～1997年5月　産業医科大学 産業生態科学研究所 環境疫学研究室　教授
1997年6月～2002年3月　産業医科大学 産業医実務研修センター　所長、副学長
2002年4月～2005年3月　産業医科大学　学長
2005年7月～2015年6月　財団法人 放射線影響研究所　理事長
2015年7月～2019年3月　財団法人 放射線影響研究所　顧問研究員
2019年4月～現在　　　労働安全衛生総合研究所 労働者放射線障害防止研究センター　所長

受賞歴

1997年10月1日　労働大臣功績賞
2000年11月1日　日本医師会最高優功賞
2014年10月1日　中央労働災害防止協会顕功賞
2016年11月1日　西日本文化賞

学会役員等（現在）

社団法人 日本産業衛生学会　理事 1993～2001、九州地方会長 1999～2001、専門医制度委員会委員長 1998～2003
英国王立医師会 産業医部会　名誉評議員 1998～
国際産業保健学会　名誉会員 2006～
Collegium Ramazzini　emeritus member コレギウム・ラマッツィーニ名誉会員 2015～、会員 1992～
社団法人 日本医師会 産業保健委員会　委員・委員長 1986～2005
公益社団法人 全国労働衛生団体連合会　副会長 2008～2015
労働衛生機関評価機構 評価委員会　委員長 2007～2020
特定非営利活動法人 健康開発科学研究会　会長 1998～2021
財団法人 労働衛生会館　会長 2005～
有限責任中間法人 健康評価施設査定機構　理事 2006～2007
日中韓産業保健学術集談会　日本代表 2001～2016
Editor, Scandinavian Journal of Work, Environment and Health 1990? ～ 2008
Editor, Occupational and Environmental Medicine (BMJ) 1993 ～ 2003

謝 辞

　本書執筆のまとめとして謝辞を書こうとしたとき、正直なところ、あまりにも多くの方のお名前とお顔が浮かんできて、とても書ききれるものではないことに気づきました。「はじめに」にも書いたとおり、本書は「OHOH ニュース」をベースに構成されていることから、その執筆当時にさかのぼれば、当時の諸先輩方や同僚、産業医科大学の学生の皆さん、卒業生の皆さん、その後に関わりのあった多くの方が、本書の内容に大なり小なりの影響を与えてくださったものと思っております。そうした多くの皆さんへの感謝の意を込め、謝辞にかえさせていただきたいと思います。

産業医・産業保健の発展のために —基本概念の考究と自己の信念の樹立を通じて—

2023年10月12日　初版発行　　　　　　　　　　　　　　　定価 (本体1,800円＋税)

著　　　　　者　大久保　利晃
編 集 発 行 人　井上　真
発　行　所　公益財団法人 産業医学振興財団
　　　　　　　　　〒101-0048 東京都千代田区神田司町 2-2-11 新倉ビル
　　　　　　　　　TEL 03-3525-8291　FAX 03-5209-1020
　　　　　　　　　URL https://www.zsisz.or.jp
印　刷　所　株式会社 白峰社